Schulte-Eversum

Stuhlinkontinenz

Thieme
QUALITÄTS-
GARANTIE

Liebe Leserin, lieber Leser,

wenn es um die eigene Gesundheit geht, darf man nichts dem Zufall überlassen. »Für eine bessere Medizin und mehr Gesundheit im Leben«: So lautet das Qualitätsversprechen der Marke Thieme. Ärztlich Tätige, Pflegekräfte, Physiotherapeutinnen und -therapeuten oder Hebammen – sie alle verlassen sich darauf, dass sie von Thieme, dem führenden Anbieter von medizinischen Fachinformationen und Services, die entscheidenden Informationen zur richtigen Zeit am richtigen Ort bekommen. So können sie die Menschen, die sich ihnen anvertrauen, bestmöglich unterstützen. Auch Sie können sich auf die TRIAS Ratgeber mit dem Thieme Qualitätssiegel verlassen! Diese Informationsangebote helfen Ihnen dabei, die richtigen Entscheidungen zu treffen, wenn es um Ihre Gesundheit geht, selbst daran mitzuwirken, gesund zu werden, sich gesund zu erhalten oder das Fortschreiten einer Erkrankung zu vermeiden. Mit einem TRIAS Titel aus dem Hause Thieme überlassen Sie Ihre Gesundheit nicht dem Zufall!

Ihr TRIAS Team

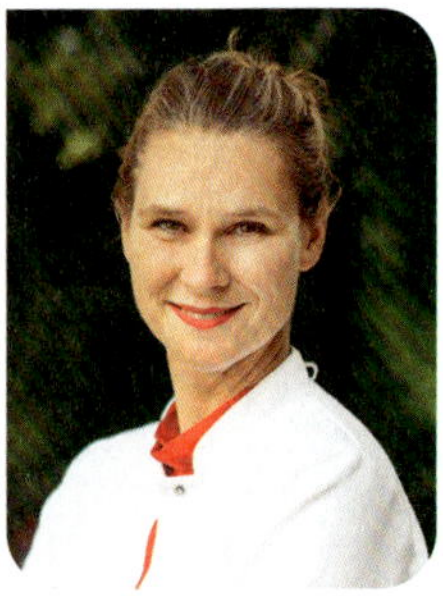

Dr. med. Caterina Schulte-Eversum ist Fachärztin für Allgemeine Chirurgie, Proktologin und Sexualmedizinerin. Nach ihrem Medizinstudium in Düsseldorf, Nantes und Marseille sammelte sie umfangreiche Erfahrung in Unfall- und Bauchchirurgie sowie in der Proktologie. Von 2017 bis Mitte 2025 leitete sie die Proktologische Abteilung der Stiftung Bethanien Moers. Ihre Zusatzqualifikationen in Psychoonkologie, Palliativmedizin und Traumatherapie ermöglichen ihr eine ganzheitliche und einfühlsame Patientenbetreuung. Mit Offenheit und Empathie begleitet sie von Stuhlinkontinenz Betroffene und möchte mit ihrem Ratgeber aufklären, Mut machen und Ängste abbauen.

Mehr Gesundheitsaufklärung rund um das gesamte »Po-Gebiet« finden Sie auf ihrem Instagram-Kanal @apropos.po und in ihrem Podcast »Apropos Po – Der Podcast rund um den Allerwertesten«.

Dr. med. Caterina Schulte-Eversum

Stuhlinkontinenz

Hilfe bei unkontrolliertem Verlust von Stuhl und Darmwinden.
Wissen & Praxis: Ernährung, Beckenbodentraining,
Medikamente & OP

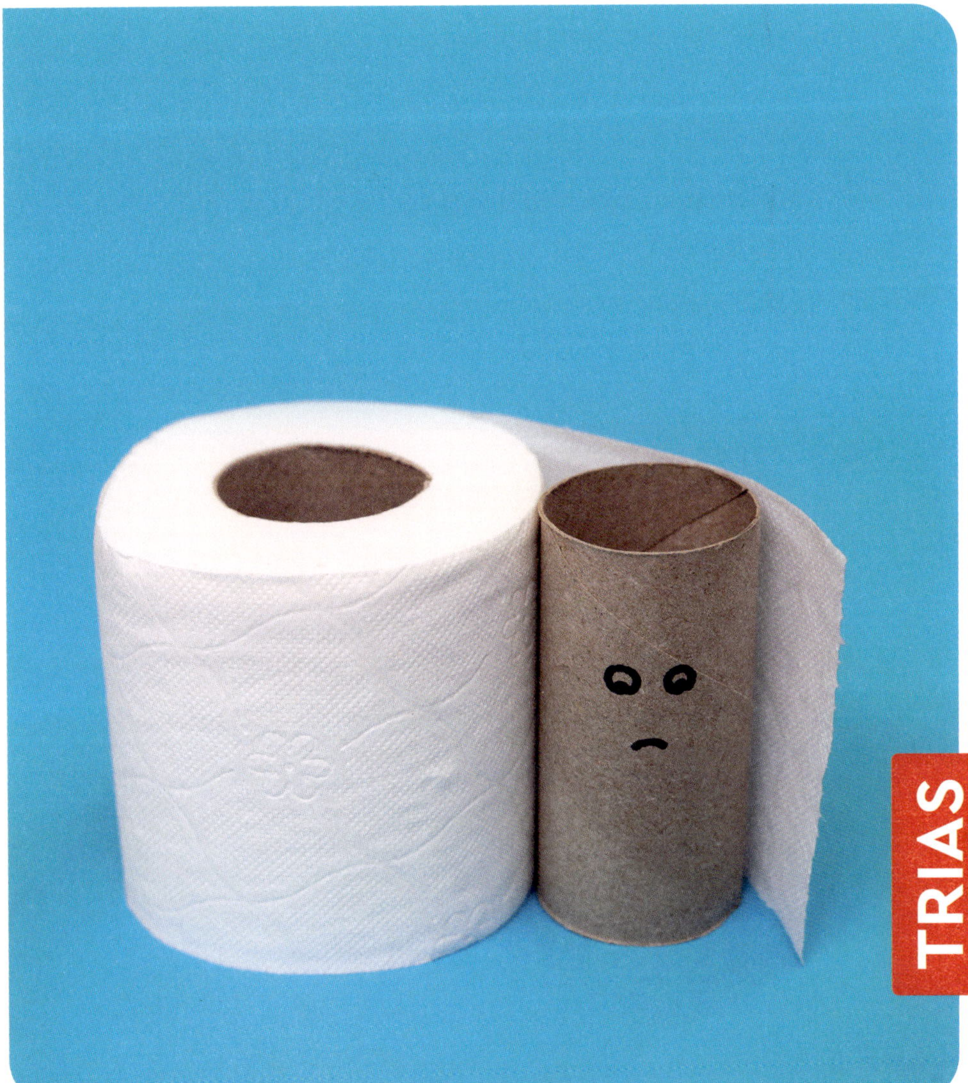

TRIAS

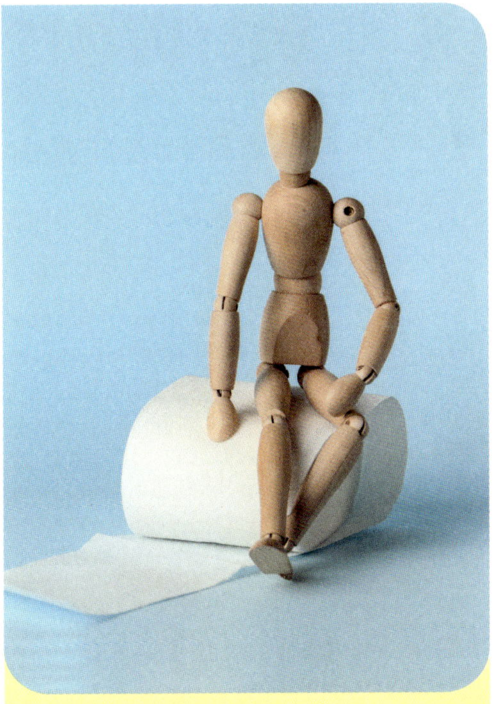

Exkurse

Vorwort

Prof. Dr. med. Werner Kneist

Stuhlinkontinenz gehört zu den häufigsten und zugleich am stärksten tabuisierten Gesundheitsproblemen unserer Gesellschaft. Aktuelle internationale systematische Übersichtsarbeiten und Leitlinien der letzten Jahre zeigen, dass etwa 7–15 % der erwachsenen Bevölkerung in unterschiedlichem Ausmaß betroffen sind. Mit zunehmendem Lebensalter steigt die Prävalenz deutlich an; insbesondere in Pflegeeinrichtungen werden wesentlich höhere Raten beschrieben. Frauen sind insgesamt häufiger betroffen, insbesondere nach Schwangerschaften, Beckenbodenverletzungen oder gynäkologischen Eingriffen. Trotz dieser hohen Krankheitslast bleibt Stuhlinkontinenz vielfach unerkannt und unbehandelt.

Ein wesentlicher Grund hierfür ist das anhaltende Tabu. Scham, Unsicherheit und fehlendes Wissen führen dazu, dass viele Betroffene ihre Beschwerden über Jahre verschweigen – obwohl heute evidenzbasierte diagnostische und therapeutische Möglichkeiten zur Verfügung stehen.

Das vorliegende Buch von Frau Dr. Schulte-Eversum schließt hier eine wichtige Lücke. Auf 144 Seiten vermittelt es medizinisch fundierte Inhalte in verständlicher Sprache und richtet sich bewusst an Betroffene und Angehörige. Der klar strukturierte Aufbau unterstützt dabei, das komplexe Krankheitsbild einzuordnen.

Der erste Teil erklärt anschaulich die Grundlagen der Kontinenz, typische Ursachen und Mechanismen der Stuhlinkontinenz sowie deren körperliche und psychische Auswirkungen. Der zweite Teil ist lösungsorientiert und zeigt Schritt für Schritt auf, welche konservativen, unterstützenden und – bei Bedarf – auch medizinischen Verfahren zur Verfügung stehen.

Aus Sicht der Deutschen Kontinenz Gesellschaft stellt dieses Buch einen wertvollen Beitrag zur evidenzbasierten Aufklärung und Enttabuisierung dar. Es ermutigt Betroffene, Hilfe in Anspruch zu nehmen.

Prof. Dr. med. Werner Kneist
Vorstandsmitglied der Deutschen Kontinenz Gesellschaft

Liebe Leserin, lieber Leser,

vielleicht sind Sie aus Neugier hier gelandet. Vielleicht, weil Sie Veränderungen bemerken – einen ungewohnten Drang, ein Gefühl, dass »unten« nicht mehr alles so zuverlässig ist wie früher. Oder weil Sie bereits wissen: Manchmal hält der Darm nicht mehr dicht.

Stuhlinkontinenz – kein Thema für Smalltalk. Oft nicht einmal eines für den Freundeskreis. Selbst beim Arzt wird es gern vermieden. Während unsere Gesellschaft heute über vieles sehr offen spricht, gehören das Po-Gebiet und besonders die Stuhlinkontinenz zu den letzten großen Tabus. Dabei betrifft die Stuhlinkontinenz viele und nicht nur alte, sondern auch sportliche und gesunde Menschen mitten im Leben.

Dieses Buch ist eine Einladung, hinzusehen – ohne Scham und Beschönigung. Eine Einladung, zu verstehen, was im Körper passiert, wenn Kontrolle verloren geht. Und Wege zu entdecken, wie Sicherheit, Selbstwirksamkeit und Beweglichkeit im Alltag wieder wachsen können.

Stuhlinkontinenz ist kein unausweichliches Schicksal. Ich möchte Ihnen Wissen an die Hand geben, damit Sie verstehen, wie Darm, Beckenboden und Nervensystem zusammenspielen – und was passiert, wenn das System ins Wanken gerät. Ich möchte Ihnen Mut machen, die Beschwerden beim Namen zu nennen, Unterstützung zu suchen und den oft quälenden Kreislauf aus Scham, Rückzug und Angst zu durchbrechen. In diesem Buch finden Sie Erklärungen zu Ursachen und Zusammenhängen, praktische Alltagstipps, Informationen zu Hilfsmitteln und bewährten Behandlungsansätzen – vom Beckenbodentraining bis zu modernen medizinischen Verfahren. Es richtet sich an Betroffene ebenso wie an Angehörige. Reflexionsfragen laden Sie ein, innezuhalten und nachzuspüren, was für Sie persönlich wichtig ist.

Ich begleite seit vielen Jahren Menschen mit Stuhlinkontinenz. Ich weiß, wie groß die Hürde sein kann, sich diesem Thema zu stellen – und wie erleichternd es ist, wenn endlich Perspektiven da sind. Lassen Sie uns anfangen!

Caterina Schulte-Eversum

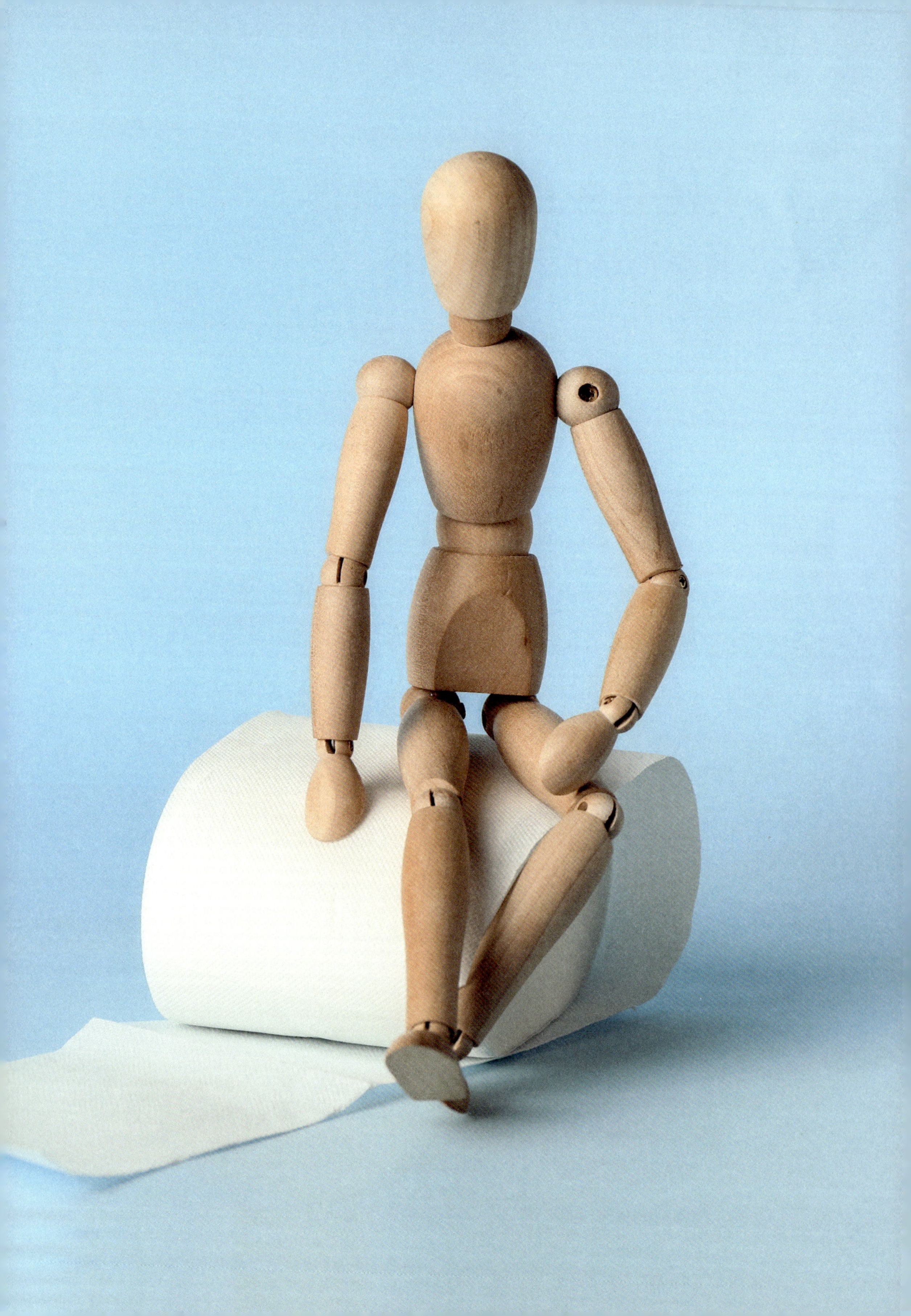

Stuhlinkontinenz: Wer, wie, was, wieso, weshalb, warum?

Mit dem Verstehen beginnt der Weg zurück zur Kontrolle – und zu mehr Lebensqualität.

Was genau ist Stuhlinkontinenz?

Nähern wir uns dem großen Tabu an – worum geht es eigentlich, wenn wir von Stuhlinkontinenz sprechen?

Stuhlinkontinenz ist eines der letzten großen Tabus unserer Gesellschaft. Dieses eine Wort beschreibt nicht nur ein medizinisches Problem, sondern ist aufgeladen mit Scham, Angst und vielen inneren Bildern, die sich kaum abschütteln lassen. Wenn der Darm nicht mehr zuverlässig dicht ist, kreisen die Gedanken oft unaufhörlich: »Ich verliere die Kontrolle über mich«. Die Angst vor einem »Super-GAU« ist allgegenwärtig: vor einem sichtbaren Fleck auf der Kleidung, einem Geruch, der verrät, was passiert ist. Angst davor, nicht rechtzeitig eine Toilette zu finden. Angst, entdeckt oder bloßgestellt zu werden. Bereits zu Hause kann das belastend sein – in der Öffentlichkeit ist schon allein die Vorstellung der blanke Horror. Mit der Angst kommt die Scham – und mit der Scham oft der Rückzug. Treffen werden abgesagt, Ausflüge vermieden, Sport wird aufgegeben, manchmal sogar Nähe zu vertrauten Menschen reduziert. Das Selbstvertrauen bröckelt. Und der Gedanke »Nur ich habe dieses Problem« hält sich hartnäckig – obwohl er nicht stimmt.

Doch all das passiert nicht »einfach so«. Stuhlinkontinenz hat Ursachen und sie ist erklärbar. Wenn Sie verstehen, wie das »Dichtsein« normalerweise funktioniert und welche Faktoren dieses fein abgestimmte Zusammenspiel stören können, wird vieles klarer. Genau deshalb beginnen wir hier: mit einem Blick auf Muskeln, Nerven, Darmbewegung und all die Prozesse, die im Hintergrund zusammenarbeiten müssen, damit Kontrolle möglich ist. Doch bevor wir tiefer einsteigen, lassen Sie uns einen kurzen Blick darauf werfen, was Stuhlinkontinenz medizinisch gesehen bedeutet.

Stuhlinkontinenz: die Definition

Unser Kontinenzsystem ist ein hochkomplexes Zusammenspiel aus Muskeln, Nerven, Darmwand und Beckenboden. Im Alltag funktioniert es so zuverlässig, dass wir nicht darüber nachdenken. Wir sind »dicht«, spüren gelegentlich Stuhldrang – und können dann entscheiden, ob wir noch warten oder zur Toilette gehen. Mehr zu diesem faszinierenden Geschehen erfahren Sie im nächsten Kapitel.

Doch was passiert, wenn diese Entscheidungsmöglichkeit verloren geht? Wenn wir den Stuhl nicht mehr halten können, obwohl wir es wollen? Wenn Stuhl oder Luft ohne Vorwarnung entweichen? Oder wir den Drang zwar spüren, es aber nicht rechtzeitig zur Toilette schaffen? Medizinisch sprechen wir dann von Stuhlinkontinenz: dem unwillkürlichen – unkontrollierten, unkontrollierbaren – Verlust von Darmwinden, flüssigem und/oder festem Stuhl.

Einteilungen – und warum sie nur bedingt helfen

Damit in der Medizin vergleichbar beschrieben werden kann, wann von Stuhlinkontinenz gesprochen wird, braucht es eine einheitliche Definition. Nach den sogenannten ROME-IV-Kriterien liegt Stuhlinkontinenz vor, wenn es über mindestens drei Monate hinweg wiederholt oder dauerhaft zu einem unwillkürlichen Verlust von Stuhl kommt. Im nächsten Schritt wurde versucht, diesen Kontrollverlust weiter zu spezifizieren. Für Betroffene sind diese Einteilungen jedoch oft wenig lebensnah. Sie werden gleich verstehen, warum – denn der Vollständigkeit halber sehen wir uns die gängigen Kategorien einmal an.

Parks-Klassifikation

Eine bekannte Kategorisierung ist die Grad-Einteilung nach Parks: Grad I beschreibt den unkontrollierten Abgang von Winden, Grad II den Verlust von dünnem Stuhl und Grad III den Verlust von geformtem Stuhl.

Diese Abstufung wirkt auf den ersten Blick so, als wäre Grad III »schlimmer« als Grad I. Doch im wirklichen Leben ist das oft nicht so eindeutig: Was belastender ist, hängt stark von der individuellen Lebenssituation, dem Umfeld und persönlichem Empfinden ab. Für manche ist ein lauter, möglicherweise riechender Wind und die Angst vor eventuellem »Begleitmaterial« im Meeting schlimmer als ein gelegentlicher kleiner Verlust von geformtem Stuhl zu Hause. Für andere ist es umgekehrt. Auch wird der Verlust dünnen Stuhls meist als viel schlimmer empfunden als ein einzelner kleiner »Köttel«. Entscheidend ist nicht nur, was verloren geht, sondern auch, wann, wo und in welchem Umfeld – und wie sehr es den Alltag einschränkt.

Partiell vs. komplett

Eine weitere Unterscheidung spricht von partieller Inkontinenz (Verlust von Gas und/oder flüssigem Stuhl) und kompletter Inkontinenz, bei der auch geformter Stuhl unkontrolliert abgeht. Teilweise wird auch zwischen analer Inkontinenz (nur Gasverlust) und fäkaler Inkontinenz (Stuhlverlust unabhängig von der Konsistenz) unterschieden. Auch diese Kategorien bleiben theoretisch – sie sagen wenig darüber aus, wie sehr jemand tatsächlich leidet. Noch klären sie Ursachen auf.

Passiv vs. aktiv

Praktischer ist die Einteilung nach der Art des Kontrollverlusts: Bei passivem Stuhlverlust entweicht Stuhl ganz unbemerkt. Häufig fällt dies erst durch Stuhlschmieren in der Unterwäsche auf. Bei der aktiven Stuhlinkontinenz kann der auftretende Stuhldrang nicht oder nur wenige

Sekunden bis Minuten unterdrückt werden. Diese Form der Stuhlinkontinenz nennen wir auch Drang-, Stress- oder Urgeinkontinenz, da der Stuhldrang häufig plötzlich und ganz stark auftritt. Sie ist oft gepaart mit der Angst, die Toilette nicht rechtzeitig zu erreichen. Eine Sonderform ist die Überlaufinkontinenz (auch paradoxe Diarrhö). Hier besteht eigentlich eine chronische Verstopfung. Dünner Stuhl quetscht sich an der festen Stuhlmasse vorbei und läuft im wahrsten Sinne über. Die Situation wirkt widersprüchlich – ist es aber nicht.

Wenn die Ursache den Weg weist

Die bisher genannten Einteilungen beschreiben vor allem, was passiert, nicht jedoch, warum es dazu kommt. Sie geben keinen Hinweis auf die Ursache. Gerade diese ist jedoch entscheidend für die richtige Behandlung. Eine Einteilung der Stuhlinkontinenz nach Ursachen ist deshalb oft die sinnvollste Orientierung. Denn Stuhlinkontinenz ist kein einheitliches Krankheitsbild, sondern ein Symptom mit vielen möglichen Hintergründen: einer »Überbelastung« bei chronischem Durchfall, einem »Überlaufen« bei Verstopfung, Gewebevorfälle oder Senkungen, die den Verschlussmechanismus stören, Veränderungen im Enddarm – etwa nach Operationen, Entzündungen oder Bestrahlung –, Verletzungen oder Erkrankung von Nerven, einer Schwäche oder Schädigung der Schließmuskulatur und vieles mehr. Diese Vielfalt macht deutlich: Kontinenz ist kein einzelner Mechanismus, sondern das Ergebnis eines komplexen Zusammenspiels.

Wilde Winde

Kaum etwas ist so alltäglich – und gleichzeitig so heikel – wie ein Pups zur falschen Zeit. Im Normalfall spüren wir ihn, entscheiden, ob wir ihn einbehalten oder leise entweichen lassen. Wir können unterscheiden, ob es wirklich nur Luft ist oder ob mehr »dahintersteckt«. Dieses feine Gespür verdanken wir unserem perfekt eingespielten Kontinenzorgan. Doch was, wenn Luft entweicht, ohne dass wir es wollen – oder ohne, dass wir es vorher merken?

Der unkontrollierte Abgang von Darmwinden wird von vielen gar nicht mit Inkontinenz in Verbindung gebracht. Diese sogenannte Flatusinkontinenz wird oft unterschätzt oder belächelt und gilt medizinisch oft als »leichtere« Form. Für Betroffene kann sie jedoch genauso einschränkend und beschämend sein wie der Verlust von Stuhl. Als wie belastend sie erlebt wird, hängt nicht nur von der Häufigkeit ab, sondern auch vom Moment. Sitze ich allein zu Hause oder in einer wichtigen Besprechung? Bin ich in Bewegung oder in Gesellschaft? Sind die Winde geruchlos und leise – oder laut und geruchsintensiv? Schon die Angst, ungewollt »Begleitmaterial« zu verlieren, kann ausreichen, um soziale Kontakte zu meiden oder sich im Alltag einzuschränken. Häufig treten zusätzlich zu den Winden weitere Beschwerden auf: ein Gefühl des Aufgeblähtseins, Völlegefühl, Darmkrämpfe oder das unangenehme Empfinden »eingeklemmter Winde«. Im Bauch rumort es, und manchmal wird schon das reine Spüren und Zurückhalten schwierig. Je mehr Gas sich bildet, desto größer wird diese Herausforderung.

Pupsen ist normal ... oben rein, unten raus

Pupsen an sich ist völlig normal. Durchschnittlich entweichen uns täglich bis zu zwanzig Winde. In der Regel spüren wir sie, können sie eine Zeit lang zurückhalten oder kontrolliert ablassen – und meist auch unterscheiden, ob es sich nur um Luft handelt oder ob mehr dahintersteckt. Diese feine Wahrnehmung verdanken wir vor allem der sehr dichten Vernetzung von Nervenzellen im Afterkanal und unserem gut justierten Kontinenzorgan.

Die Luft, die uns entweicht, hat verschiedene Ursprünge. Ein Teil – etwa ein bis zwei Liter – gelangt durch Schlucken in den Verdauungstrakt: beim Essen, Trinken, Sprechen oder Schlucken von Speichel. Unter Stress, bei hastigem Essen oder durch kohlensäurehaltige Getränke umso mehr. Ein weiterer Teil entsteht direkt im Darm. Unsere »hauseigenen« Darmbakterien zersetzen für uns selbst unverdauliche Nahrungsbestandteile, vor allem Ballaststoffe, und produzieren dabei Gase. Ist der Darm an eine ballaststoffreiche Kost gewöhnt, verläuft dieser Prozess meist unauffällig. Plötzliche Ernährungsumstellungen, ein Übermaß an bestimmten Ballaststoffen oder ein Ungleichgewicht der Darmflora – etwa nach Infekten, Antibiotikaeinnahme oder länger anhaltendem Stress – können jedoch zu einer regelrechten Gasflut führen. Auch Zuckerersatzstoffe wie Sorbit oder Xylit tragen dazu bei, da sie für uns unverdaulich sind.

Übrigens: Zu etwa 99 Prozent sind diese Gase geruchlos. Wieso es doch mal mehr, mal weniger »duftet«, hängt davon ab, welche Bakterien beteiligt sind und welches »Futter« sie bekommen. Die schlimmsten »Stinkbomben« entstehen durch schwefelhaltige Verbindungen – doch nicht jeder Mensch trägt diese methanbildenden Bakterien in sich. Ob man unsere Pupser hört, hängt vor allem von der Geschwindigkeit und dem Druck ab, mit dem sie unseren After passieren.

Wenn es unkontrollierbar wird

Problematisch wird es, wenn das Spüren und Kontrollieren der Winde nicht mehr zuverlässig funktioniert – oder wenn massiv Gase produziert werden. Das kann kurzfristig auftreten, etwa bei ungewohnter Ernährung oder im Rahmen einer Magen-Darm-Infektion. Es kann aber auch länger anhalten, etwa bei einem Ungleichgewicht in der Zusammensetzung unserer Darmkeime (Seite 14). Viel Gas bedeutet oft viel Furz, viel Furz nicht selten Scham, Unsicherheit und die Sorge vor ungewollter »Begleitung«. Teufelskreise sind vorprogrammiert.

Auch ein gestörtes Einschätzungsvermögen kann problematisch sein: Wenn die Fähigkeit verloren geht, gezielt nur Luft abzulassen, entsteht Angst vor Fehlentscheidungen. Aus dieser Angst heraus werden Winde verkrampft zurückgehalten – am Ende ist es ja vielleicht doch »mehr«? Dieses dauerhafte Anspannen kann Bauchschmerzen verursachen, den natürlichen Entleerungsrhythmus beeinträchtigen und den »Stuhlreflex« stören. Nicht selten verkrampfen dabei auch Afterschließmuskel und Beckenboden. Der Teufelskreis ist perfekt.

Leiden Sie unter übermäßigen Darmwinden oder einer eingeschränkten Fähigkeit, diese zurückzuhalten, nehmen Sie dies nicht einfach hin. Auch hier gibt es wirksame Möglichkeiten, wieder mehr Kontrolle zu erlangen und den Alltag zu entlasten. Mehr dazu finden Sie in Teil II (Seite 65) dieses Buches.

Mikrobiom, Ernährung, Ballaststoffe, Prä- und Probiotika

Unser Darm ist weit mehr als ein Verdauungsorgan – er ist ein eigener kleiner Kosmos.

Milliarden winziger Mitbewohner – Bakterien, Pilze, Viren – leben in unserem Darm in einem empfindlichen Gleichgewicht. Dieses sogenannte Mikrobiom beeinflusst nicht nur die Verdauung, sondern auch unser Immunsystem und sogar unsere Stimmung.

Was wir essen, wie wir leben und sogar, wie gestresst wir sind, entscheidet mit darüber, welche Mikroorganismen sich wohlfühlen und welche nicht. Zuckerreiche oder stark verarbeitete Nahrung begünstigt bestimmte, eher ungünstige Keime, während frische, vielfältige pflanzliche Kost den »guten« Bakterien schmeckt. Gerät das System aus dem Gleichgewicht, merken wir das häufig am Stuhlgang – an seiner Konsistenz, am Geruch oder an zunehmenden Beschwerden.

Eine ausgewogene Ernährung, ausreichend Ballaststoffe und eine gezielte Unterstützung der »guten« Bakterien sind daher wichtig dafür, diesen inneren Lebensraum stabil zu halten. Denn ein gesunder Darm bedeutet nicht nur eine gute Verdauung, sondern ist auch eine Grundlage für Wohlbefinden, Energie und Widerstandskraft.

Das Darm-Mikrobiom – unser innerer Garten

Im Dickdarm tummeln sich eine ganze Menge verschiedener Mikroorganismen. Manche sind unserer Gesundheit förderlich, andere eher belastend. Die »guten« Darmbakterien leisten täglich Erstaunliches: Sie zersetzen für uns selbst unverdauliche Nahrungsreste, helfen dadurch bei der Bildung bestimmter Vitamine, trainieren unser Immunsystem und unterstützen die Verdauung. Nicht nur das: Sie aktivieren auch Medikamente und neutralisieren Giftstoffe.

Damit diese Mikrohelfer gut arbeiten können, brauchen sie vor allem eines: abwechslungsreiches Futter. Ideal sind etwa 30 Gramm Ballaststoffe pro Tag aus unterschiedlichen Quellen. Je vielfältiger die Pflanzenkost, desto vielfältiger auch das Mikrobiom – und Vielfalt ist ein Zeichen von Stabilität und Gesundheit. Bekommen unsere »guten« Darmbewohner, was sie brauchen, gedeihen sie gut und halten krankmachende Keime in Schach. Stress, eine einseitige Ernährung oder Antibiotika können dieses Gleichgewicht jedoch stören.

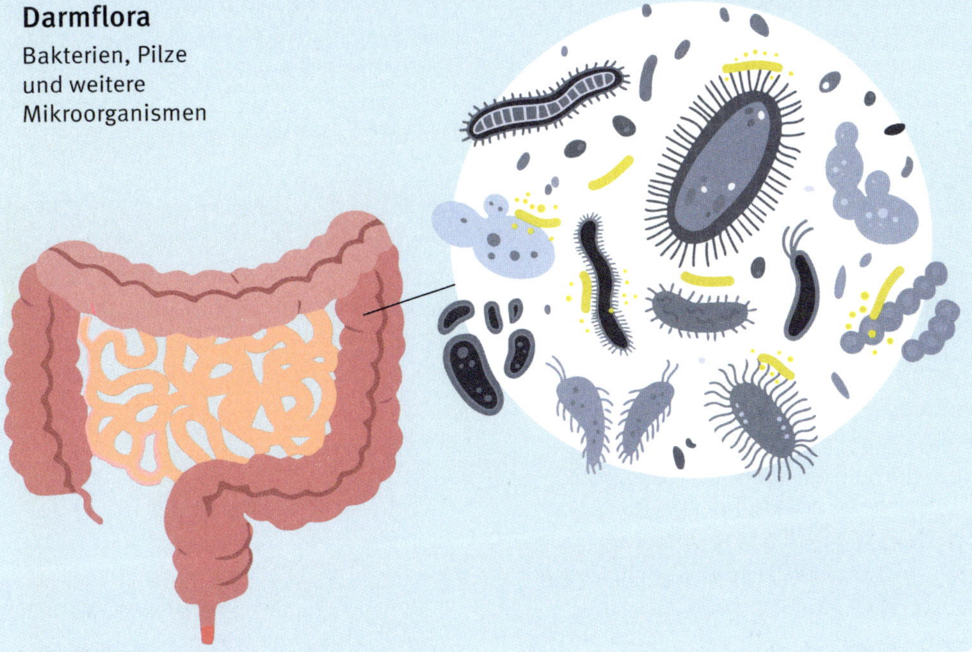

Darmflora
Bakterien, Pilze und weitere Mikroorganismen

Das Darmmikrobiom ist ein Mikrokosmos für sich.

Dann geraten die förderlichen Bakterien unter Druck, während andere Arten überhandnehmen, die eher Entzündungen fördern oder ungünstige Stoffwechselprodukte bilden. Die Folgen spüren wir oft nicht nur im Bauch, sondern auch an Haut, Stoffwechsel, Energielevel oder Stimmung. Kurz gesagt: Wir brauchen unsere »guten« Darmbewohner – und es lohnt sich, sie zu hegen und zu pflegen.

Ernährung – Futter für uns und unser Mikrobiom

Unser heutiger Lebensstil bringt es oft mit sich, dass wir zu schnell, zu einseitig und zu stark verarbeitete Lebensmittel essen. Fertigprodukte und Fastfood sind praktisch und häufig auch schmackhaft, belasten jedoch den Darm. Viel Zucker, Weißmehl und stark fettige Kost lassen die Vielfalt der Darmbakterien schrumpfen – und mit ihr die Stabilität unseres inneren Ökosystems. Auch vermeintlich »gesunde« Smoothies können problematisch sein, da sie große Mengen an Fruchtzucker enthalten.

Eine dauerhaft unausgewogene Ernährung kann Entzündungen fördern, den Stoffwechsel belasten, den Blutzucker beeinflussen und die Stressanfälligkeit erhöhen. Studien zeigen zudem Zusammenhänge zwischen einem gestörten Mikrobiom und Stimmungsschwankungen, Antriebslosigkeit oder Erschöpfung. Vielleicht kennen Sie das Gefühl: Nach einer sehr schweren oder aus stark verarbeiteten Lebensmitteln bestehenden Mahlzeit fühlen Sie sich träge. Das ist keine Einbildung, sondern eine nachvollziehbare körperliche Reaktion.

Eine ausgewogene, überwiegend pflanzliche Ernährung wirkt dagegen wie ein Mehrfach-Booster für Gesundheit und Wohlbefinden. Sie liefert nicht nur Ballaststoffe für die »guten« Darmbakterien, sondern auch Vitamine, Mineralstoffe, Spurenelemente und sekundäre Pflanzenstoffe. Sie versorgt Muskulatur, Knochen, Haut und Nerven mit allem Nötigen und unterstützt Regeneration und Leistungsfähigkeit. Als besonders günstig gilt die mediterrane Vollwertküche mit viel Gemüse, Hülsenfrüchten, Vollkornprodukten, Nüssen, Olivenöl, Fisch sowie moderatem Fleischkonsum. Diese Ernährungsform gilt als eine der besten »Darmdiäten«: Sie stabilisiert den Blutzuckerspiegel, liefert wertvolle Fettsäuren und unterstützt das Mikrobiom ebenso wie Herz, Gefäße und Gehirn. Kurz gesagt: Sie tut Körper, Darm und Seele gleichermaßen gut.

Ballaststoffe – unterschätzte Multitalente

Der Name täuscht: Ballaststoffe sind kein Ballast, sondern für unsere Gesundheit unverzichtbar. Es handelt sich um pflanzliche Bestandteile – etwa Zellulose, Pektine oder Lignin –, die unser Körper selbst nicht verdauen kann. Unsere Darmbakterien hingegen lieben sie. Ballaststoffe stecken vor allem in Vollkornprodukten, Hülsenfrüchten, Gemüse, Obst, Nüssen, Samen und Kräutern. Im Dickdarm binden sie Wasser, machen den Stuhl voluminöser und geben ihm Form. Mehr Volumen führt zu einer früheren Dehnung des Mastdarms und regt damit die Darmbewegung an. Schleimstoffhaltige Ballaststoffe können den Stuhl zusätzlich gleitfähiger machen. Nebenbei fördern Ballaststoffe das Sättigungsempfinden – ein Vorteil für die Gewichtskontrolle. Hinzu kommen noch weitere positive Effekte.

Bei der Verwertung der Ballaststoffe durch unsere Darmbakterien (Fermentation) entstehen wichtige Stoffwechselprodukte – aber auch Gase. Diese kennen wir alle – als Darmwinde oder Pupser. Pupsen ist also nichts anderes als ein Zeichen für eine aktive Darmflora.

Vielleicht möchten Sie einmal hinschauen: Wie vielfältig essen Sie? Wie viele verschiedene Pflanzen, Gewürze und Kräuter kommen bei Ihnen in einer Woche auf den Teller? Je größer die Vielfalt, desto besser für Ihre kleinen Helfer im Darm!

Präbiotika – das Futter für die Guten

Präbiotika sind spezielle Ballaststoffe, die das Wachstum und die Aktivität unserer »guten« Darmbakterien fördern. Sie kommen natürlicherweise in Lebensmitteln wie Chicorée, Topinambur, Spargel, Zwiebeln, Knoblauch, Bananen oder Haferflocken vor, es sind aber auch als Präparate in Pulver- oder Kapselform erhältlich. Ihre Wirkung entfalten Präbiotika allerdings nur, wenn bereits eine ausreichende Zahl der »guten« Bakterien im Darm vorhanden ist. Pflegen Sie also das Ökosystem in Ihrem Bauch. Eine abwechslungsreiche Ernährung bleibt die wichtigste Grundlage dafür.

Probiotika – Nachschub an Helfern

Probiotika sind lebende »gute« Bakterien oder Hefen, die wir über fermentierte Lebensmittel wie Naturjoghurt, Kefir, Sauerkraut, Kimchi oder Kombucha – oder über Präparate – aufnehmen. Gelangen sie in ausreichender Menge lebend in den Dickdarm, können sie dort helfen, das Gleichgewicht der

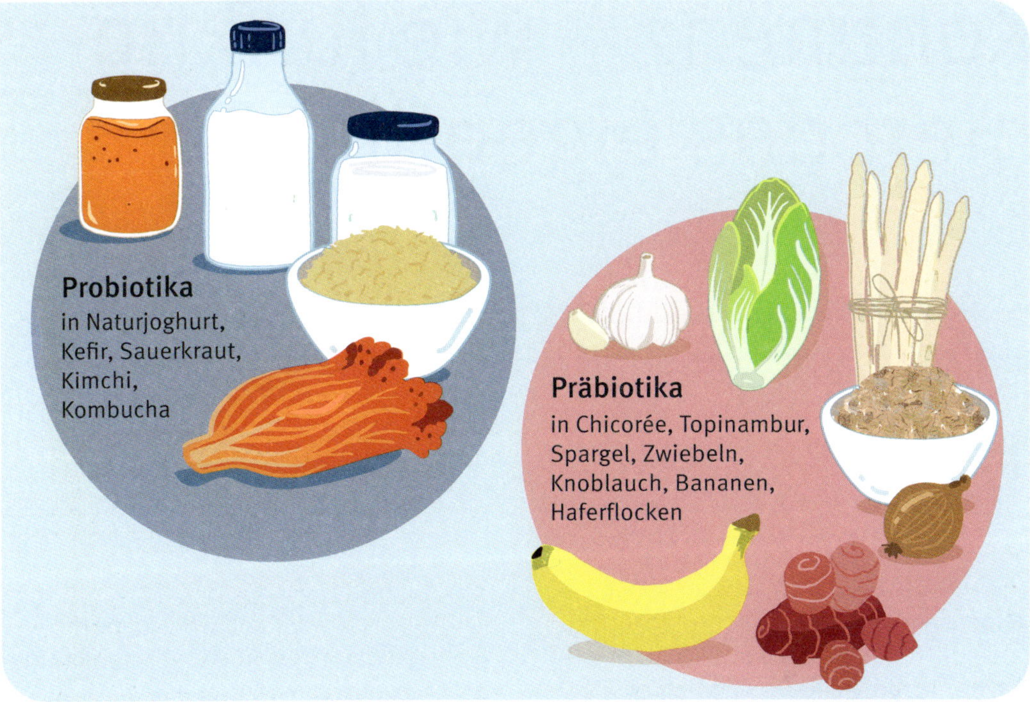

Probiotika und Präbiotika können mit der Nahrung aufgenommen werden.

Darmflora – also das Verhältnis von guten zu schädlichen Bakterien – vorübergehend zu stabilisieren. Ihre Wirkung setzt meist nach drei bis vier Wochen ein. Eine dauerhafte Ansiedlung ist selten; der Effekt hält meist nur so lange an, wie die Probiotika regelmäßig zugeführt werden.

Stuhltransplantation – Therapie der Zukunft?

Eine besondere Form des »Probiotikatransfers« ist die sogenannte Stuhltransplantation. Dabei wird das gesamte Darmmikrobiom eines gesunden Spenders übertragen – gewissermaßen der intensivste Probiotikatransfer, den wir derzeit kennen. Das therapeutische Potential ist groß. Aktuell wird dieses Verfahren jedoch vor allem bei schweren, wiederkehrenden Darminfektionen eingesetzt, insbesondere nach mehrfacher Antibiotikatherapie, wenn sich die Darmflora nicht mehr ausreichend selbst stabilisieren kann. Bei anderen Erkrankungen, etwa chronisch-entzündlichen Darmerkrankungen, wird die Stuhltransplantation zwar intensiv erforscht, gilt derzeit jedoch nicht als Standardtherapie und wird nur im Rahmen von Studien angewendet.

Kontinenz – wie funktioniert das eigentlich?

Kontinenz – ein faszinierendes Zusammenspiel von Muskeln, Nerven und Gefühl. Erst wenn es nicht mehr funktioniert, merken wir, wie komplex es ist.

Kontinenz – also »dicht sein« – gehört zu unseren grundlegenden Körperfunktionen. Solange alles reibungslos funktioniert, denken wir kaum darüber nach. Erst, wenn sie verloren geht, rückt das »Po-Gebiet« in den Fokus. Es ist komplex – und zugleich faszinierend –, wie unterschiedliche Ebenen zusammenarbeiten, um Kontinenz ebenso wie eine kontrollierte Entleerung zu ermöglichen. Man könnte sagen, es ist ein kleines Wunder. Genau dieses »Wunder« möchte ich Ihnen hier näherbringen. Nicht, um Sie zu ärgern, wenn es bei Ihnen gerade nicht funktioniert, sondern damit Sie verstehen, an wie vielen Stellen es haken kann – und wo wir therapeutisch ansetzen können.

Der Anfang: Nahrungsaufnahme und Verwertung

Eigentlich beginnt alles weit oben, im Mund. Zähne und Speichel, dann Magen und Dünndarm, zerkleinern und zersetzen die Nahrung. Unterstützt werden sie dabei von Bauchspeicheldrüse und Gallenblase. Enzyme spalten unsere Mahlzeit in ihre kleinsten Bausteine, damit unser Körper sie aufnehmen kann. Was übrig bleibt, gelangt als dünner Speisebrei über die Bauhin-Klappe – ein Rückschlagventil zwischen Dünn- und Dickdarm – in den Dickdarm, Richtung »Ausgang«. Ab hier beginnt der Teil des Verdauungstraktes, der für unsere Kontinenz besonders wichtig ist.

Die drei Hauptaufgaben des Dickdarms

Der Dickdarm hat drei zentrale Aufgaben, die für unsere Kontinenz von entscheidender Bedeutung sind:

Wasserentzug – Formgebung des Stuhls

Als »Sparmaßnahme« des Körpers wird dem Stuhl im Dickdarm Wasser entzogen, das vom Körper wieder aufgenommen wird. Da-

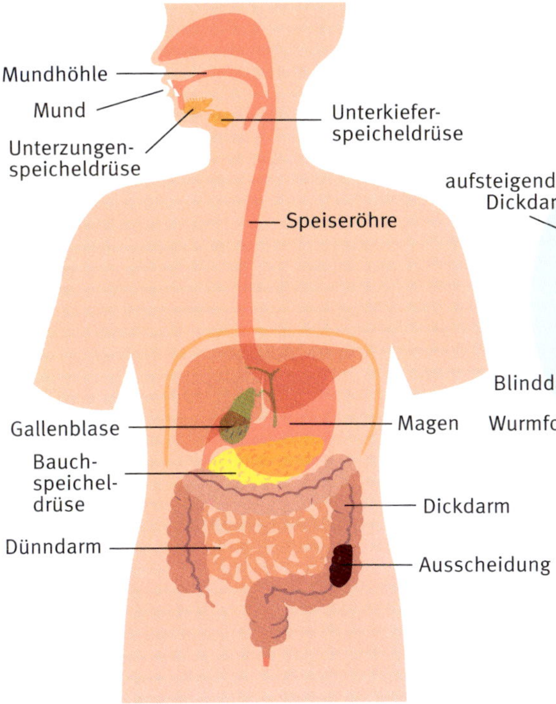

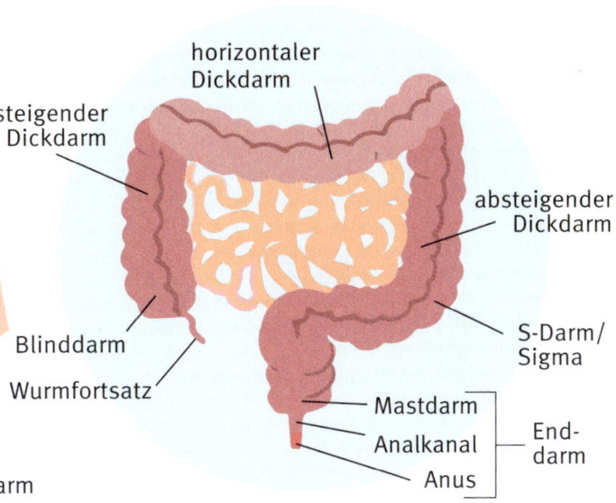

▲ Unser Verdauungstrakt ist ein hochkomplexes System.

durch verändert sich die Beschaffenheit des Stuhls: Er wird dicker, geformter und fester – ideal, um ihn kontrolliert zurückzuhalten und problemlos auszuscheiden. Dabei gilt eine Faustregel: Verweilt der Stuhl nur kurze Zeit im Dickdarm, bleibt er breiig oder flüssig. Dauert die Darmpassage deutlich länger als üblich, wird der Stuhl umso härter.

Verwertung und Aufbereitung

Im Dickdarm werden die verbliebenen, für uns nicht verwertbaren Nahrungsreste von den dort lebenden Bakterien weiter aufgeschlossen (Seite 14). Dabei entstehen Abbauprodukte, unter anderem kurzkettige Fettsäuren, die der Körper als Energiequelle nutzt und die die Darmschleimhaut gesund halten. Gerät die Zusammensetzung unserer individuellen Darmflora aus dem Gleichgewicht – etwa durch Ernährung, Stress oder Medikamente – oder sind sie mit der Menge an Substrat überfordert, kann es zu Beschwerden kommen.

Transport – Bewegung Richtung »Ausgang«

Durch wellenartige Bewegungen der Darmwandmuskulatur, die sogenannte Peristaltik, wird der Darminhalt kontinuierlich Richtung Ausgang befördert. Auch hier kann es zu Veränderungen kommen: Ist die Bewegung verlangsamt oder beschleunigt, wirkt sich das direkt auf die Stuhlkonsistenz und damit auf Entleerung und Kontinenz aus.

Das faszinierende Kontinenzorgan

Bereits am Übergang vom Dickdarm zum Mastdarm beginnt im Grunde unser Kontinenzorgan. Dabei handelt es sich nicht um ein einzelnes Organ im klassischen Sinne, sondern um ein fein abgestimmtes Zusammenspiel verschiedener Strukturen, die gemeinsam für unsere »Dichtigkeit« sorgen.

Der Mastdarm – Sammelbecken und Meldezentrale

Der Mastdarm, medizinisch Rektum, umfasst die letzten rund zwölf bis sechzehn Zentimeter vor dem After. Er dient als Stuhlsammelbecken und zugleich als Meldezentrale. Seine Wand ist sehr dehnbar und mit zahlreichen spezialisierten Nervenzellen ausgestattet, die Druck und Füllungszustände registrieren. Zusätzlich enthält der Mastdarm Falten, die wie eine Stuhlbremse wirken. Ein weiterer, besonders wichtiger Akteur in diesem Bereich ist der Puborektalis-Muskel, ein u-förmiger Muskel des Beckenbodens und Teil des M. levator ani. Er umschlingt den Mastdarm und hält ihn in einem leichten Knick – vergleichbar mit einem abgeknickten Gartenschlauch. Dieser Knick trägt wesentlich zur Kontinenz bei. Entspannt sich dieser Muskel, richtet sich der Darm auf, und die Entleerung wird erleichtert.

Der Enddarm erfüllt Schlüsselfunktionen bei der Kontinenz.

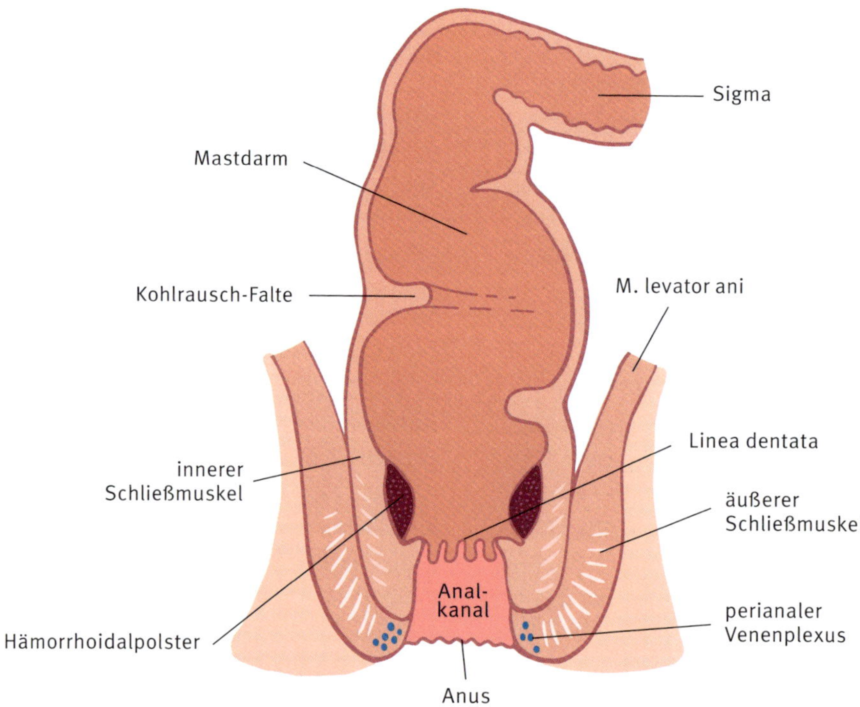

Analkanal, Anus, Schließmuskel – Durchtritt, Wahrnehmung, Verschluss

Die letzten drei bis vier Zentimeter vor dem »Ausgang«, unserem Anus, entsprechen dem Analkanal. Gemeinsam mit dem Mastdarm wird dieser Bereich als Enddarm bezeichnet. Der Analkanal und auch der Anus selbst samt der Haut knapp um ihn herum (perianale Haut) bilden einen hochspezialisierten Funktionsbereich, dicht mit feinsten Nervenzellen ausgestattet.

Diese Nervenzellen ermöglichen es uns, sehr genau wahrzunehmen, was sich an Ort und Stelle befindet: Luft, flüssiger oder fester Stuhl. Diese Sensibilität und Unterscheidungsfähigkeit sind ein großer Vorteil: Durch sie wissen wir, ob nur ein Pups »rausmuss« oder wir eine Toilette brauchen. Gleichzeitig macht sie die gesamte Region auch besonders schmerzempfindlich.

Zum anderen liegen außen im Bereich des Analkanals die beiden Afterschließmuskeln. Der innere Afterschließmuskel arbeitet unwillkürlich, ist ständig leicht angespannt und übernimmt den Großteil der Kontinenzarbeit. Er hält uns auch nachts dicht. Der äußere Afterschließmuskel ist willentlich steuerbar. Durch bewusstes Zukneifen schließen wir den After zusätzlich und können den Stuhlgang eine Zeit lang zurückhalten.

Die Hämorrhoiden – unsere Feinabdichtung

Am Übergang vom Mastdarm zum Analkanal liegen die Hämorrhoiden: ringförmig angelegte Gefäßpolster, die entgegen ihrem schlechten Ruf wichtig sind. Im Ruhezustand sind sie leicht mit Blut gefüllt. Sie können sie sich wie weiche Dichtkissen vorstellen – ähnlich einer Türdichtung. Gemeinsam

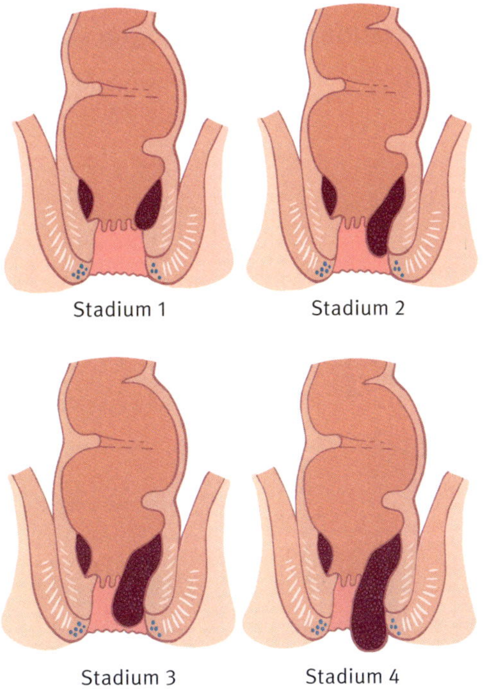

Die vier Stadien einer Hämorrhoidalvergrößerung.

mit den Schließmuskeln verhindern sie, dass Luft oder Flüssigkeit ungewollt entweichen. Im Normalzustand sind Hämorrhoiden völlig unproblematisch. Erst wenn sich diese Gefäßpolster vergrößern, können Beschwerden entstehen – das sogenannte Hämorrhoidalleiden, das man umgangssprachlich als »Hämorrhoiden haben« bezeichnet.

Beckenboden – unser Fundament

Unser Beckenboden ist keine starre »Bodenplatte«. Er ist vielmehr wie eine trapezartig aufgehängte, elastische Hängematte aus Muskeln und Bindegewebe, die das Becken nach unten abschließt. Er trägt unsere inneren Organe, spielt bei Atmung, Haltung und Sexualität eine wichtige Rolle und

Der weibliche Beckenboden von unten betrachtet

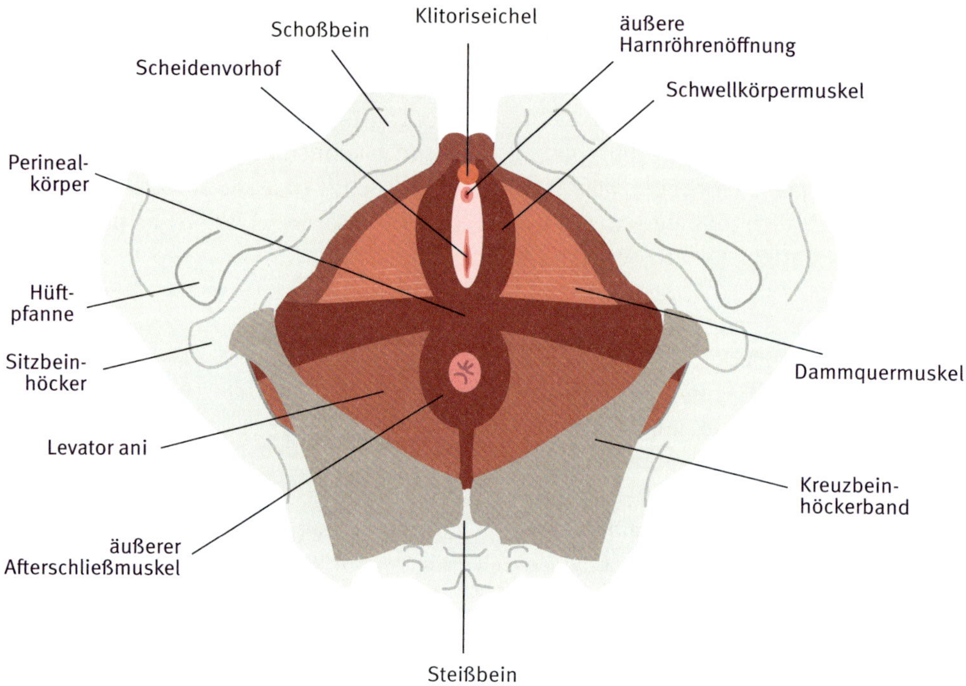

Die weiblichen Beckenorgane von der Seite betrachtet

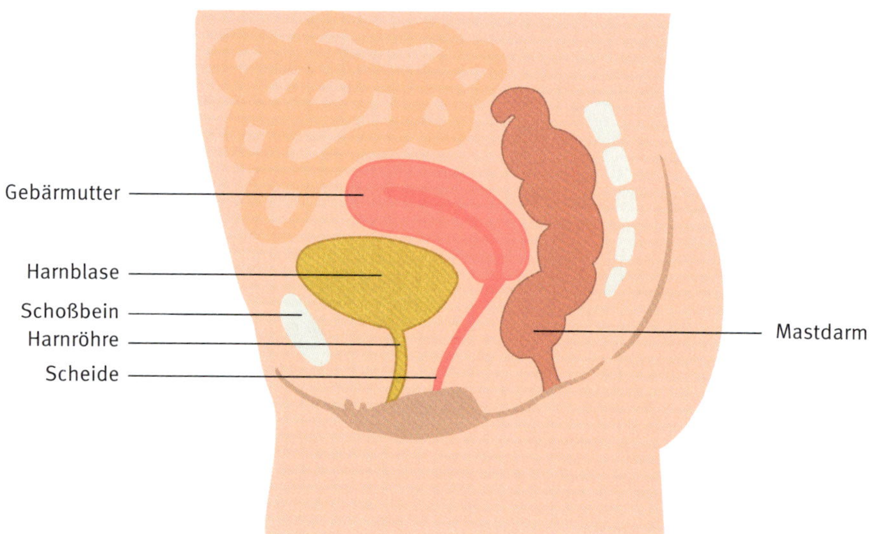

muss dabei sowohl stabil als auch beweglich sein. Bei Frauen ist er durch die drei Durchtrittsöffnungen für Harnröhre, Vagina und Mastdarm und das für den Geburtsprozess notwendige breitere Becken schon allein anatomisch anfälliger für Schwächungen und Senkungen als bei Männern.

Entscheidend ist jedoch nicht nur, dass der Beckenboden trägt, sondern wie er sich im Moment verhält. Er reagiert ständig auf Druckveränderungen im Bauchraum – beim Aufstehen, Husten, Lachen oder Heben. Je nach Situation spannt er sich an oder gibt nach. Durch Anspannung unterstützt er den Verschluss, durch gezieltes Loslassen ermöglicht er eine kontrollierte Entleerung. Dieses Wechselspiel zwischen Spannung und Entspannung ist für die Kontinenz und Entleerung ebenso wichtig wie Muskelkraft. Eine zentrale Rolle spielt dabei die Puborektalisschlinge. Wir haben sie bereits kennengelernt: Sie hält den Mastdarm in einem leichten Knick und trägt so wesentlich zur Dichtigkeit bei.

Das Nervensystem – unsichtbarer Dirigent

Kontinenz ist nicht nur eine Frage von Muskeln und Gewebe. Unser Nervensystem vermittelt und koordiniert die Informationen zwischen Darm, Beckenboden, Schließmuskeln, Gehirn und Umwelt. Um genau zu sein, sind es sogar drei Nervensysteme, die dabei eng miteinander in Kontakt stehen:

Somatisches Nervensystem

Das somatische Nervensystem umfasst Gehirn und Rückenmark. Es ermöglicht uns bewusstes Handeln: wahrzunehmen, dass Stuhldrang besteht, zu entscheiden, ob wir zur Toilette gehen – und die nötigen Bewegungen auszuführen. Über den Nervus pudendus können wir beispielsweise den äußeren Schließmuskel willentlich anspannen oder entspannen – und damit aktiv bestimmen, ob wir einhalten oder loslassen.

Autonomes Nervensystem

Daneben spielt das autonome Nervensystem eine zentrale Rolle. Es arbeitet unbewusst und reguliert fortlaufend grundlegende Körperfunktionen wie Herzschlag, Atmung, Durchblutung, Immunabwehr – und auch die Verdauung. Zwei Gegenspieler halten sich dabei im Gleichgewicht:

Der Sympathikus aktiviert unseren Körper, erhöht Muskelspannung und Wachsamkeit und macht uns bereit für Flucht, Kampf oder Erstarren, damit wir in einer Gefahrensituation überleben können (»fight, flight, freeze«). In solchen Momenten geht es um Reaktion und Schutz, nicht um Verdauung. Die Darmbewegung wird gedrosselt, der Beckenboden spannt sich an, Entleerung ist nicht vorgesehen.

Der Parasympathikus ist sein Gegenspieler. Er steht für Ruhe, Regeneration und Verdauung: »rest and digest«. Sein wichtigster Nerv ist der Vagusnerv. Nur in diesem Zustand bewegt sich der Darm rhythmisch, der Beckenboden kann loslassen, wir spüren Stuhldrang und können ihm nachgeben.

« Der weibliche Beckenboden – ein Wunderwerk der Natur.

Lifestyle – was unser Alltag mit dem Darm macht

Unser moderner Lebensstil ist oft weit entfernt von dem, woran unser Körper und insbesondere unser Darm ursprünglich angepasst waren.

Ernährung, Bewegung, Körpergewicht, Gewohnheiten, Schlafrhythmus, Stressregulation und auch Medikamente beeinflussen, wie gut unser Verdauungssystem arbeitet. Und damit auch, ob sich langfristig Probleme wie eine Stuhlinkontinenz entwickeln oder sich bestehende Beschwerden verstärken können.

Psychische Belastungen und Stress

Psychische Belastungen und Stress beeinflussen unsere Verdauung auf verschiedene Weise. Nervensystem und Darm sind eng verknüpft und entsprechend können körperliche und mentale Symptome sich gegenseitig verstärken. Auch Schlafmangel stresst den Körper.

Übergewicht – ein Mehr an Belastung

In unserer Wohlstandsgesellschaft ist Übergewicht weit verbreitet. Für sich genommen bedeutet es nicht automatisch eine Stuhlinkontinenz – es erhöht jedoch das Risiko. Jedes zusätzliche Kilo wirkt wie eine dauerhafte Zusatzlast auf den Beckenboden. Diese permanente Druckbelastung schwächt Gewebe und Muskulatur, begünstigt Senkungen und kann das Zusammenspiel zwischen Beckenboden, Schließmuskeln und Mastdarm stören. Auch Hämorrhoidalbeschwerden treten häufiger auf. Die gute Nachricht: Schon eine moderate Gewichtsabnahme kann bestehende Beschwerden oft spürbar lindern.

Bewegungsmangel – wenn der Darm träge wird

Viele Menschen verbringen einen Großteil des Tages im Sitzen: beim Frühstück, auf dem Weg zur Arbeit, am Schreibtisch, im Auto, abends beim Essen und vor dem Fernseher. Wenig Bewegung bedeutet weniger Anregung für die Darmmuskulatur. Die Peristaltik – die wellenförmige Bewegung der Darmwand – wird langsamer, der Transport des Stuhls verzögert sich. Bewegung hingegen wirkt wie eine sanfte Massage für den Darm: Sie bringt die Muskulatur in Schwung, regt die Durchblutung an und unterstützt den Weitertransport des Stuhls. Zusätzlich hilft Bewegung dabei, Stresshormone abzubauen – ein weiterer Pluspunkt für die Verdauung. Schon

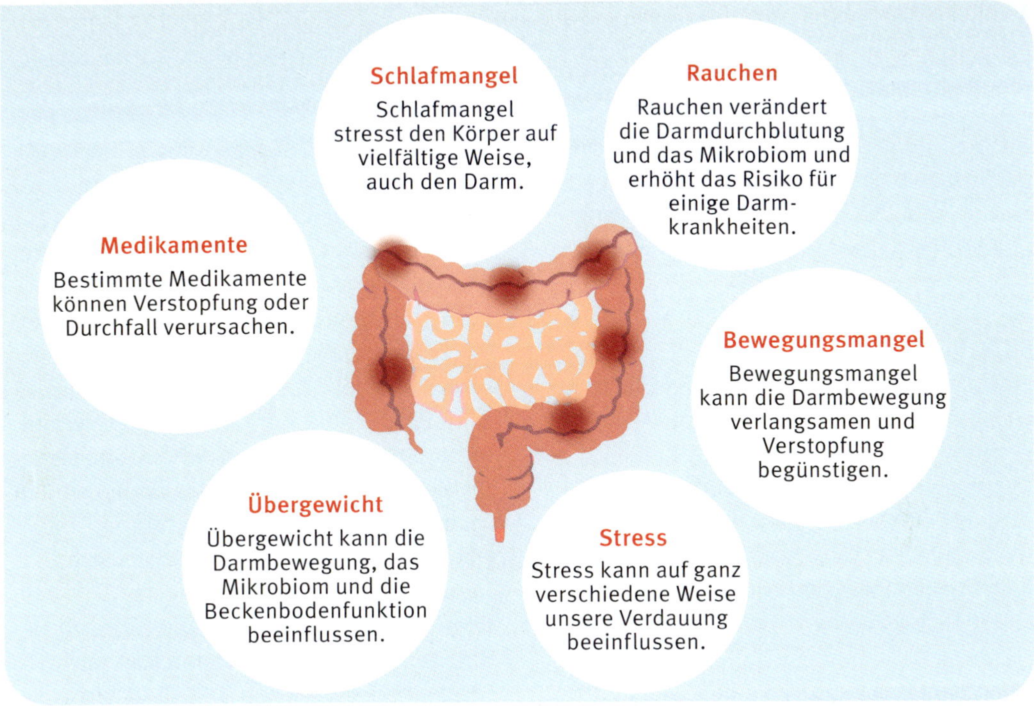

▲ Die Verdauung ist »störungsanfällig«.

15–30 Minuten Bewegung pro Tag können die Darmtätigkeit messbar verbessern. Es muss kein Leistungssport sein: Regelmäßige Spaziergänge, leichtes Training und bewusstes Aufstehen vom (Schreib-)Tisch machen bereits einen Unterschied. Wie sieht es bei Ihnen mit Bewegung im Alltag aus? Wo könnten Sie ohne großen Aufwand ein bisschen mehr Bewegung einbauen?

Medikamente – unterschätzte Einflüsse

Auch Medikamente können den Darm deutlich beeinflussen. Manche machen den Stuhl weicher oder fördern Durchfall, andere begünstigen Verstopfung. Häufig ist es nicht ein einzelnes Medikament, sondern die Kombination mehrerer Präparate, die Probleme verstärkt. Das Tückische: Viele Patientinnen und Patienten erhalten Verordnungen von unterschiedlichen Ärztinnen und Ärzten, ohne dass jemand die gesamte Medikamentenliste im Blick hat. Deshalb ist es sinnvoll, alle regelmäßig eingenommenen Präparate – auch frei verkäufliche – einmal gesammelt zu prüfen: Gibt es Wechselwirkungen? Lassen sich Dosierungen anpassen oder Alternativen finden? Wie sieht es bei Ihren Medikamenten aus?

Rauchen – Gift für den Darm

Rauchen wirkt nicht nur auf Lunge und Herz, sondern auch auf den Verdauungstrakt. Nikotin beeinflusst die Darmbewegung, verschlechtert die Durchblutung und schwächt langfristig die Gewebestruktur. Zudem erhöht Rauchen nachweislich das Risiko für Morbus Crohn und verschlechtert den Krankheitsverlauf. Auch die Wundheilung ist beeinträchtigt – so auch im After- und Beckenbodenbereich. Wer das Rauchen reduziert oder ganz aufhört, tut also nicht nur seiner allgemeinen Gesundheit etwas Gutes, sondern unterstützt auch Darmfunktion und Kontinenz. Wenn Sie also rauchen: Hier ist ein Grund mehr, damit aufzuhören!

Ohne dieses Wechselspiel gäbe es weder Anpassung an Belastung noch Erholung. Auch eine verlässliche Kontrolle über Stuhlgang und Schließmuskeln wäre nicht möglich.

Enterisches Nervensystem

Eine dritte Ebene bildet das enterische Nervensystem, auch »Bauch- oder Darmhirn« genannt. Es umfasst über 100 Millionen Nervenzellen in der Darmwand, die eigenständig Darmbewegungen, Drüsentätigkeiten und Reflexe steuern. Dieses System arbeitet unabhängig, ist hochspezialisiert und erstaunlich komplex.

Über feine Verbindungen – die sogenannte Darm-Hirn-Achse – steht es in engem Austausch mit dem autonomen Nervensystem und unserem Gehirn. Stress, Gefühle und Verdauung beeinflussen sich so gegenseitig. Kein Wunder also, dass wir Angst oder Scham buchstäblich »im Bauch spüren«.

Damit unsere Kontinenz reibungslos funktioniert – vom Füllen des Mastdarms bis zur kontrollierten Entleerung –, müssen diese drei Nervensysteme präzise zusammenarbeiten. Doch sie sind nicht die einzigen unsichtbaren Mitspieler: Auch unsere Hormone greifen in dieses empfindliche Zusammenspiel ein, beeinflussen Gewebe, Muskulatur und die Darmbewegung. Schauen wir sie uns deshalb als Nächstes genauer an.

Hormonelle Einflüsse – unterschätzte Mitspieler

Auch Hormone wirken auf vielfältige Weise auf unsere Kontinenz ein. Einige Beispiele: Östrogene stärken Schleimhäute, Bindegewebe und die Durchblutung im Beckenbodenbereich. Sinkt der Östrogenspiegel – etwa in den Wechseljahren –, wird das Gewebe dünner und empfindlicher und die Muskulatur verliert an Spannkraft. Progesteron wirkt muskelentspannend und lockert das Bindegewebe. Das ist beispielsweise während einer Schwangerschaft gewollt, stellt für die Kontinenz jedoch eine Herausforderung dar. Schilddrüsenhormone beeinflussen die Verdauungsgeschwindigkeit: Ein Mangel kann zu Verstopfung führen, eine Überfunktion eher zu Durchfällen. Stresshormone wie Cortisol spielen ebenfalls eine Rolle. Bei dauerhafter Belastung können sie Entzündungsprozesse begünstigen und die Muskulatur schwächen.

Es geht »zur Sache«

Damit sich in der Mastdarmampulle – dem bereits erwähnten »Stuhlsammelbecken«, im oberen Mastdarm – Stuhl ansammeln kann, muss sich die Darmwand dort dehnen. Genau darauf reagieren spezielle Druck- bzw. Dehnungsrezeptoren in der Mastdarmwand. Sie registrieren, dass »etwas ankommt«, und melden: Stuhldrang. Ab diesem Moment läuft ein Reflex ab: Etwa 60 Sekunden lang nehmen wir den Drang wahr und können uns entschließen, zu handeln. Währenddessen entspannt sich der sonst immer angespannte – und willentlich nicht beeinflussbare – innere Afterschließmuskel.

Entscheiden wir uns gegen einen Toilettengang, spannen wir den äußeren Afterschließmuskel und auch die Puborektalisschlinge an: Der Anus schließt, so gut er kann, der Knick im Mastdarm wird etwas verstärkt – und der Stuhldrang lässt über eine Reflex-Rückkopplung nach und klingt ab. Natürlich lässt sich der Stuhlgang nicht beliebig oft aufschieben, doch ein paarmal geht das. Mit zunehmender Füllung und Dehnung der Mastdarmwand kehrt der Stuhldrang schließlich zurück.

Haben wir hingegen Zeit und eine Toilette ist verfügbar, kann es losgehen. Der innere Afterschließmuskel löst seine normale Grundspannung, sodass der Weg frei wird. Den äußeren Schließmuskel entspannen wir willentlich, auch die Puborektalisschlinge lässt los: Die Tore stehen jetzt offen, der Mastdarm stellt sich gerader. Auch unsere Feinabdichtung, die Hämorrhoidalpolster, entleeren sich, um eine bessere Stuhlpassage zu ermöglichen.

Nun kann die gut geformte Stuhlsäule ohne starkes Pressen in einem Stück ausgeschieden werden. Ist das Geschäft erledigt, geht das System zurück in den »Dicht-Modus«: der innere Schließmuskel baut seine Ruheanspannung auf, die Hämorrhoidalpolster füllen sich wieder, der Mastdarm geht zurück in seine leicht abgeknickte Lage – und wir müssen über nichts davon nachdenken.

Wenn die Kontinenz verloren geht

Solange wir »dicht sind« und alles funktioniert, nehmen wir das unglaubliche Zusammenspiel von Verdauung, Stuhlkonsistenz, Mastdarm, Schließmuskeln, Beckenboden, Nervensystem, unseren Hormonen, Stress und Psyche nicht wahr. Gerade deshalb unterschätzen wir leicht, wie störanfällig dieses fein abgestimmte System ist.

Schon kleine Veränderungen können es aus dem Takt bringen: Etwas mehr Durchfall, ein bisschen weniger Sensibilität, ein nervöses System im Dauerstress, ein geschwächter Beckenboden – und plötzlich ist nichts mehr wie zuvor.

Viele Betroffene von Stuhlinkontinenz fragen sich: »Was ist falsch mit mir?« Ich will an dieser Stelle ganz klar sagen: Nichts. Stuhlinkontinenz ist kein persönliches Versagen. Stuhlinkontinenz ist ein Symptom – und wie jedes Symptom hat sie Ursachen. Diese Ursachen können im Kontinenzorgan selbst liegen: an der Schließmuskulatur, am Beckenboden, am Mastdarm, an der Sensibilität, auch an den Hämorrhoidalpolstern. Sie können Folge einer Darmerkrankung sein, zum Beispiel bei chronischem Durchfall oder Entzündungen. Sie können mit Veränderungen des Mikrobioms zusammenhängen, mit Medikamenten, die »treiben«, oder mit der Steuerung durch das Nervensystem. Manchmal steckt eine ganz andere Grunderkrankung dahinter. Und häufig sind es Mischbilder: ein bisschen Struktur, ein bisschen Nervensystem, ein bisschen zu flüssiger Stuhl – und das, was früher »normal dicht« war, reicht plötzlich nicht mehr.

Im folgenden Kapitel schauen wir uns diese möglichen Ursachen genauer an. Nicht alles wird auf Sie zutreffen, manches vermutlich schon. Ziel ist Orientierung: Was könnte bei Ihnen eine Rolle spielen? Wo lohnt es sich, genauer hinzuschauen? Denn genau daraus entsteht der wichtigste Effekt: dass Sie die nächsten Schritte nicht »irgendwie«, sondern gezielt angehen können – hin zu mehr Sicherheit und Kontrolle im Alltag.

Ursachen der Stuhlinkontinenz

Das »Was« haben wir besprochen – jetzt kommt das »Warum«? Wodurch entsteht Stuhlinkontinenz?

Im vorherigen Kapitel haben Sie gesehen: Kontinenz ist das Ergebnis fein abgestimmter »Teamarbeit«. Beckenboden und Afterschließmuskeln, Nerven und Reflexe, die Bewegungen und Empfindungen steuern, der Darm, der speichert und transportiert, das Gleichgewicht im Mikrobiom, die sensible Wahrnehmung im Enddarm, die Spannkraft unseres Bindegewebes, die Blutgefäße, das »Bauchhirn«, die Stuhlkonsistenz und nicht zuletzt unsere Psyche: alles greift ineinander. Gerät dieses System aus dem Gleichgewicht, werden ganz normale Situationen plötzlich schnell heikel – oder, wenn »es« passiert, zum Albtraum!

Das hat nichts mit Disziplin oder Willenskraft zu tun. Stuhlinkontinenz ist kein persönliches Versagen. Die Frage lautet nicht: »Warum kann ich nicht mehr halten?«, sondern: »Was bringt das System aus dem Takt?« Meist kommen mehrere Faktoren zusammen: ein bisschen Muskelschwäche hier, eine alte, fast vergessene Verletzung dort, dazu ein ungünstiger Stuhl, eine veränderte Wahrnehmung, Stress. Lange Zeit kompensiert der Körper das. Doch irgendwann ist die Reserve aufgebraucht – und dann heißt es: 1 + 1 + 1 = *»shit happens«*.

Die gute Nachricht: Wenn man versteht, wie die einzelnen Puzzleteile ineinandergreifen, lassen sich Ansatzpunkte finden, wie das Gleichgewicht wiederhergestellt werden kann. In den nächsten Abschnitten lernen Sie die wichtigsten Ursachen für Stuhlinkontinenz kennen. Vielleicht entdecken Sie dabei Faktoren, die auch bei Ihnen eine Rolle spielen könnten – und erkennen, wo sich gezielt etwas verändern lässt.

Im Zeichen der Zeit

Mit zunehmendem Alter verändert sich unser Körper – sichtbar im Spiegel an Haut und Haaren, spürbar vielleicht an Beweglichkeit oder Ausdauer. Aber auch »innen« verändert sich vieles, oft unbemerkt. Muskeln, Nerven, Bindegewebe, Organe: an all den Strukturen, die für unsere Kontinenz wichtig sind, nagt der »Zahn der Zeit«. Sie verlieren Spannkraft, das Gewebe wird nachgiebiger, die Muskeln reagieren träger, die Feinabstimmung lässt nach. Diese Veränderungen allein müssen nicht zu Stuhlinkontinenz führen. Doch wenn mehrere ungünstige Faktoren zusammentreffen, kann das Fass – oder vielmehr der Darm – überlaufen.

Muskelabbau – wenn die Haltekraft nachlässt

Ab etwa dem 30. Lebensjahr verliert unser Körper langsam, aber stetig an Muskelmasse – zunächst kaum spürbar, später deutlicher. Das betrifft nicht nur Arme und Beine, sondern auch den Beckenboden und die Muskulatur rund um den After. Der äußere Schließmuskel, den wir bewusst anspannen können, wird dünner und schwächer. Auch der Beckenboden gibt weniger Halt von unten. Besonders Frauen spüren das oft früher, weil ihre Beckenbodenstrukturen anatomisch anders sind als die von Männern und obendrein durch hormonelle Veränderungen, Schwangerschaft und Geburt mehr Belastungen ausgesetzt sind. Die Folge: Es fällt schwerer, den After kraftvoll zu verschließen. Schon kleine Alltagsbelastungen wie Husten, Niesen oder das Tragen von Einkäufen können dann zu ungewolltem Stuhlverlust führen.

Bindegewebe – weniger Elastizität, weniger Halt

Unser Bindegewebe ist wie ein Netz, das alles an seinem Platz hält – auch den Beckenboden, den Mastdarm und den After. Mit den Jahren verliert es an Spannkraft: Kollagenfasern werden lockerer, der Wassergehalt sinkt, das Gewebe wird nachgiebiger – die »Aufhängung« weniger stabil. Organe wie Blase, Gebärmutter oder Enddarm können sich absenken – und dadurch Stuhlentleerung und »Verschlussmechanismus« beeinträchtigen.

Hormonveränderungen – besonders spürbar für Frauen

Hormone beeinflussen, wie fest oder nachgiebig Gewebe ist, wie gut Muskeln arbeiten, wie empfindlich Schleimhäute reagieren und wie zuverlässig Nerven Signale weiterleiten – auch im Anal- und Beckenbodenbereich.

In der Schwangerschaft lockert Progesteron Muskulatur und Bindegewebe, das Gewebe ist durch den hohen Östrogenspiegel gut durchblutet und widerstandsfähig. Für die Geburt ist das sinnvoll und notwendig. Für den Beckenboden bedeutet das eine enorme Herausforderung. Über Monate lastet das Gewicht des wachsenden Kindes auf ihm, unter der Geburt wirken dann noch zusätzlich extreme Dehnungs- und Druckkräfte. Muskeln, Bindegewebe und Nerven werden dabei massiv (über)beansprucht, was Spuren hinterlässt.

In den Wechseljahren sinkt der Östrogenspiegel, Gewebe verliert an Spannkraft und Elastizität, Schleimhäute werden dünner und empfindlicher, die Durchblutung nimmt ab, die Regeneration verlangsamt sich. Was bisher kompensiert werden konnte, zeigt sich nun deutlicher. Alte Geburtsverletzungen, leichte Muskelschwächen oder Koordinationsprobleme werden spürbar. Hormone sind dabei selten die alleinige Ursache. Sie entscheiden jedoch häufig darüber, wann ein Problem sichtbar wird – weil sie dem System seine Reserve nehmen.

Nervenalterung – wenn die Signale leiser werden

Mit zunehmendem Alter verändert sich auch unser Nervensystem. Nerven leiten Signale langsamer weiter, einzelne Fasern gehen verloren, und auch die feinen Blutgefäße, die die Nerven versorgen, altern. Die Folgen: Signale aus dem Enddarm kommen verzögert oder ungenau an. Der Stuhldrang wird später wahrgenommen, die Unterscheidung zwischen Luft, dünnem oder festem Stuhl fällt schwerer, und auch die Ansteuerung von Beckenboden und Schließmuskulatur reagiert langsamer. Besonders betroffen ist hier der Nervus pudendus – ein für die gesamte Region sehr wichtiger Nerv für Sensibilität und Muskelansteuerung.

Mastdarmwand – die »Genauigkeit« leidet

Wie Sie bereits gelesen haben, ist der Mastdarm kein bloßes »Fallrohr«, sondern ein intelligentes Speicherorgan. Er nimmt Stuhl auf, hält ihn zurück und meldet sich, wenn er voll ist. Diese Speicherfunktion lebt von zwei Dingen: der Dehnbarkeit der Darmwand und einer feinen nervalen Rückmeldung. Mit den Jahren können beide nachlassen. Das Gewebe wird weniger elastisch, kleine Narben, wiederholte Mikroentzündungen, Durchblutungsstörungen oder frühere Strahlenbehandlungen machen die Mastdarmwand steifer. Sie gibt weniger nach – der innere »Vorratsraum« wird kleiner. Gleichzeitig verliert auch die Rückmeldung an Feinheit. Die Dehnungsrezeptoren melden Füllung später, ungenauer oder zu abrupt. Die Folge ist oft eine ungünstige Kombination: weniger Speicherreserve – und kürzere »Vorwarnzeit«. Der Stuhldrang kommt plötzlich, heftiger als früher – und lässt sich schlechter aufschieben.

Lebenslasten – wenn sich Belastungen summieren

Schwere körperliche Arbeit, chronischer Husten, Übergewicht oder jahrelanges Pressen beim Toilettengang setzen den Beckenboden dauerhaft unter Druck. Schwangerschaften und Geburten hinterlassen zusätzlich Spuren, die der Körper irgendwann nicht mehr ausgleichen kann.

Krankheiten, Medikamente und Mobilität

Nicht selten treten mit zunehmendem Alter gesundheitliche Einschränkungen auf. Erkrankungen wie Diabetes, Schlaganfall, Parkinson oder Demenz können Nerven schädigen, die Wahrnehmung verändern oder die Steuerung von Darm, Beckenboden und Schließmuskeln beeinträchtigen. Manche Medikamente machen den Stuhl weicher oder verzögern die Reaktionsfähigkeit.

Ist die Beweglichkeit eingeschränkt – etwa durch Arthrose, Rückenprobleme oder Gangunsicherheit –, kann selbst ein funktionierendes Kontinenzsystem im Alltag unsicher werden, weil schon der Weg zur Toilette zur Herausforderung wird.

Fazit

Älterwerden allein macht nicht undicht, doch mit den Jahren verändern sich nahezu alle Systeme, die für Kontinenz wichtig sind. Besonders Frauen sind durch hormonelle Umstellungen, anatomische Verhältnisse und die Belastungen von Schwangerschaft und Geburt häufiger betroffen. Vieles kann der Körper ausgleichen. Treffen jedoch mehrere ungünstige Faktoren zusammen, klappt das irgendwann nicht mehr – und eine Stuhlinkontinenz kann spürbar werden.

Erkrankungen fernab von Beckenboden und Enddarm

Nicht immer liegt der Grund für eine Stuhlinkontinenz direkt im Darm oder im Beckenboden. Auch Erkrankungen ganz anderer Organsysteme können Verdauung, Stuhlgang und Kontinenz beeinflussen – manchmal schleichend, manchmal sehr deutlich. Gerade deshalb ist die Ursachenabklärung oft Teamarbeit: Hausärzt*innen, Internist*innen, Neurolog*innen, Urolog*innen, Gynäkolog*innen – und je nach Situation weitere Fachrichtungen – tragen jeweils ein Puzzleteil zum Gesamtbild bei.

Internistische Erkrankungen – wenn andere Organe mitreden

Es gibt Darmerkrankungen, die die Kontinenz direkt beeinträchtigen können: etwa chronisch-entzündliche Darmerkrankungen oder das Reizdarmsyndrom vom Durchfalltyp. Doch auch andere internistische Erkrankungen können das Kontinenzsystem vor Herausforderungen stellen:

- **Schilddrüsenerkrankungen**: Eine Überfunktion beschleunigt die Darmtätigkeit, der Stuhl wird dünner, der Drang häufiger – das Risiko, ihn nicht mehr zuverlässig halten zu können, steigt. Eine Unterfunktion verlangsamt die Verdauung: Es kommt zu Verstopfung, im Extremfall sogar zur sogenannten Überlaufinkontinenz.
- **Diabetes mellitus**: Ist der Blutzucker über längere Zeit schlecht eingestellt, können feine Nerven geschädigt werden – auch im anorektalen Bereich. Diese diabetische Neuropathie führt zu verminderter Wahrnehmung, verzögerter Reaktion und eingeschränkter Muskelkontrolle.
- **Chronische Lungenerkrankungen** (z. B. COPD): Anhaltender Husten wirkt wie wiederholtes Pressen »von oben«. Jeder Hustenstoß erhöht den Druck im Bauchraum und damit auf den Beckenboden – auf Dauer schwächt das die tragenden Strukturen und begünstigt Gewebesenkungen.
- **Übergewicht** (Adipositas): Mehr Körpergewicht bedeutet dauerhaft mehr Last auf Beckenboden und Haltestrukturen. Diese sind dafür nicht ausgelegt; Gewebe und Muskulatur geben mit der Zeit nach.

Neurologische Erkrankungen – wenn das Steuersystem gestört ist

Je nach Erkrankung können die Steuerzentren im Gehirn betroffen sein, die Signalbahnen im Rückenmark oder die feinen Nerven, die Beckenboden, Schließmuskulatur sowie die sensible Wahrnehmung im Enddarm- und Afterbereich versorgen. Die Folgen zeigen sich ganz unterschiedlich: Stuhldrang wird zu spät oder gar nicht bemerkt, Schließmuskulatur und Beckenboden lassen sich nicht mehr gezielt ansteuern oder die Darmbewegung gerät aus dem Takt.

Typische neurologische Erkrankungen im Zusammenhang mit Stuhlinkontinenz sind:

- **Multiple Sklerose**: Entzündliche Prozesse schädigen die schützende Nervenhülle. Je nach Ort der Schädigung können Sensibilität und Wahrnehmung, Muskelsteuerung oder Reflexe betroffen sein. Häufig wechseln sich Verstopfung, plötzlicher starker Stuhldrang und unbemerkter Stuhlverlust ab.
- **Morbus Parkinson**: Bewegungsabläufe verlangsamen sich – auch im Darm. Drangsignale werden verzögert weitergeleitet oder nicht richtig wahrgenommen, die Muskelansteuerung ist gestört. Typisch ist auch hier der Wechsel zwischen Verstopfung und Inkontinenz.

- **Schlaganfall:** Werden für die Kontinenz wichtige Hirnareale geschädigt, kann unmittelbar oder dauerhaft eine Stuhlinkontinenz auftreten. Zusätzlich erschweren Bewegungseinschränkungen, verlangsamte Reaktionen oder Aufmerksamkeitsstörungen den rechtzeitigen Toilettengang.
- **Rückenmarksschädigungen oder Querschnittslähmung:** Je nach Höhe und Ausmaß der Verletzung kann die Verbindung zwischen dem Gehirn und den Nerven für Darm, Beckenboden und Afterbereich teilweise oder vollständig unterbrochen sein. Die Folgen reichen von reflexartiger, unkontrollierter Entleerung bis zu fehlender Wahrnehmung und fehlender willentlicher Kontrolle.
- **Polyneuropathien:** Diese treten besonders im Rahmen eines Diabetes mellitus auf. Die kleinen sensiblen und motorischen Nerven auch im After- und Mastdarmbereich verlieren zunehmend ihre Funktion. Weniger Gefühl, verzögerte Reaktionen und schlechtere Muskelansteuerung können die Folge sein.
- **Angeborene neurologische Erkrankungen** wie Spina bifida: Steuerungsstrukturen für den Enddarm sind von Geburt an beeinträchtigt. Auch nach operativen Korrekturen bleiben häufig lebenslange Kontinenzprobleme.
- **Demenz:** Mit dem Verlust kognitiver Fähigkeiten wie Denken, Planen oder Erinnern schwindet auch die Fähigkeit, Körpersignale richtig einzuordnen und angemessen darauf zu reagieren. Stuhldrang wird dann häufig nicht als solcher erkannt – oder es erfolgt keine adäquate Reaktion in Form eines rechtzeitigen Toilettengangs.

Unabhängig davon, ob Gehirn, Rückenmark oder peripheren Nerven betroffen sind, kann die fein abgestimmte Steuerung der Kontinenz unsicher werden oder ganz zusammenbrechen. Verstärkt wird das Problem häufig durch Gangunsicherheit, verlangsamte Bewegungen oder Ängste, die den Weg zur Toilette zusätzlich verzögern.

Stuhlqualität – je dünner, desto schwieriger

Dünner oder breiig-matschiger Stuhl ist schwer zu kontrollieren. Selbst ein kräftiger Beckenboden und intakte Schließmuskeln stoßen hier an ihre Grenzen. Der Stuhl läuft leichter nach – und teils heraus (Soiling) – oder zerreißt, sodass Reste kurz vor dem Ausgang verbleiben – und nachschmieren. Besonders problematisch wird es, wenn andere Faktoren hinzukommen: etwa eine Aussackung des Mastdarms (Rektozele), in der sich Stuhl »verfangen« kann, eine Gewebesenkung, die den After sich nicht ganz schließen lässt, oder ein nicht gut funktionierender Schließmuskelapparat. Doch auch harter Stuhl kann zur Inkontinenz führen.

Medizinisch wird Durchfall (Diarrhö) so definiert:

- mehr als drei Stuhlentleerungen am Tag
- flüssige bis sehr weiche Konsistenz (Wassergehalt über 75 %)
- insgesamt erhöhte Stuhlmenge

Akuten Durchfall kennen wir wohl alle, etwa als Reisedurchfall oder bei Magen-Darm-Infekten. Meist sind Viren die Ursache – allen voran Noro- und Rotaviren. Doch auch Bakterien wie Campylobacter, Salmonellen, Shigellen oder E. coli, seltener Parasiten, können Auslöser sein. Solche Infektionen sind nicht nur körperlich belastend, sondern sie

Chronisch-entzündliche Darmerkrankungen (CED)

- Morbus Crohn und Colitis ulcerosa sind chronisch verlaufende, meist schubweise auftretende Entzündungserkrankungen. Typisch sind Durchfälle, Bauchschmerzen sowie Blut- und Schleimabgänge.
- Bei der Colitis ulcerosa beginnt die Entzündung im Enddarm und breitet sich nach oben aus. Die Schleimhaut zeigt eher oberflächliche, geschwürartige Veränderungen. Da sich diese Erkrankung auf den Dickdarm beschränkt, lässt sie sich durch dessen vollständige Entfernung heilen.
- Der Morbus Crohn kann dagegen den gesamten Verdauungstrakt vom Mund bis zum After betreffen. Die Entzündung tritt meist fleckweise (»diskontinuierlich«) auf und erfasst häufig die gesamte Wanddicke des Darms. Dadurch ist das Risiko für Komplikationen wie Abszesse, Fisteln und narbige Engstellen erhöht. Eine Heilung ist nicht möglich; Ziel der Behandlung ist die Kontrolle der Entzündung und die Verlängerung der beschwerdearmen Phasen.
- Ist bei einer CED der Mastdarm beteiligt, hat das Auswirkungen auf die Kontinenz. Die entzündete Schleimhaut reagiert überempfindlich: Die Dehnungsrezeptoren werden bereits bei geringer Füllung durch die Entzündung selbst gereizt, Stuhldrang setzt früh, plötzlich und oft sehr heftig ein. Gleichzeitig nimmt die Elastizität des Mastdarms ab, sodass seine Speicherkapazität eingeschränkt ist. Diese Kombination aus veränderter Stuhlkonsistenz, verminderter Speicherfähigkeit und gesteigerter Empfindlichkeit erklärt, warum Menschen mit CED besonders häufig unter kaum aufzuschiebendem Stuhldrang und Stuhlinkontinenz leiden – selbst dann, wenn Schließmuskulatur und Beckenboden intakt sind.

führen auch zu einem häufig erheblichen Verlust von Flüssigkeit und Elektrolyten und binden uns oft buchstäblich an die Toilette – oder enden in einem großen Malheur. Eine spezifische Behandlung gibt es bei den viralen Durchfällen nicht. Entscheidend ist der Ausgleich von Flüssigkeit- und Salzverlusten – durch Trinken oder, falls nötig, durch Infusionen. Auch Medikamente wie Antibiotika, Chemotherapien, bestimmte Diabetes- und Schmerzmittel sowie Magnesium können akute Durchfälle verursachen.

Chronischer Durchfall liegt vor, wenn dünner Stuhl länger als drei Wochen anhält. Dann reicht es nicht, lediglich Flüssigkeit zu ersetzen – es braucht eine medizinische Abklärung. Die Ursachen sind vielfältig:

- **Darmentzündungen:** Infektionen mit Bakterien, Parasiten und auch Würmern können die Darmschleimhaut dauerhaft reizen und entzünden. Dazu zählen unter anderem Amöben und Giardien, Tuberkulose oder Malaria. Auch einige sexuell übertragbare Infektionen (z. B. HIV, Gonokokken, Chlamydien) können den Enddarm betreffen. Ebenso gehören die beiden chronisch-entzündlichen Darmerkrankungen Morbus Crohn und Colitis ulcerosa (Kasten oben) zu den möglichen Ursachen. Auch Bestrahlungen im Beckenbereich, etwa nach Prostatakrebs, können die Schleimhaut und die

Blutgefäße des Darms dauerhaft schädigen. Seltenere Ursachen sind wiederkehrende mechanische Reizungen. Eine Sonderform ist die sogenannte Diversionskolitis bei Menschen mit künstlichem Darmausgang, wenn ein stillgelegter Darmabschnitt verblieben ist. Hier kommt es oft zu einer meist leichten Darmschleimhautentzündung, die ursächlich für blutig-schleimige – und oft schlecht zu haltende – Abgänge über den Anus sein kann.

- **Reizdarmsyndrom (Durchfalltyp):** Ein weiterer häufiger Grund für dünne oder breiige Stühle ist das Reizdarmsyndrom vom Durchfalltyp. Hier handelt es sich um ein komplexes funktionelles Krankheitsbild, bei dem Darmbewegung, Wahrnehmung und Stressverarbeitung eng miteinander verknüpft sind.
- **Internistische Erkrankungen, Nahrungsmittelunverträglichkeiten, Intoleranzen und Malabsorption (Seite 34) etc.:** Auch Erkrankungen des Stoffwechsels und der Nährstoffaufnahme können zu dauerhaft dünnem Stuhl führen. Eine Schilddrüsenüberfunktion beschleunigt die Darmbewegung und verkürzt die Passagezeit. Eine Bauchspeicheldrüsenschwäche (exokrine Pankreasinsuffizienz), ein Gallensäureverlustsyndrom sowie Laktoseintoleranz, Fruktosemalabsorption, Sorbit- oder Histaminintoleranz führen zu weichem oder breiigem Stuhl. Ebenso kommen Zöliakie (Sprue) – eine Autoimmunerkrankung mit Schädigung der Dünndarmschleimhaut bei Glutenkontakt – sowie Nahrungsmittelallergien oder Unverträglichkeiten, etwa gegenüber bestimmten Zuckerersatzstoffen in Diabetiker-Produkten, als Ursache in Frage. In diesem Zusammenhang wird auch eine erhöhte Durchlässigkeit der Darmschleimhaut (»Leaky Gut«) diskutiert. »Leaky Gut« ist kein eigenständiger Krankheitsbegriff, sondern beschreibt einen Mechanismus, der bei verschiedenen entzündlichen, metabolischen oder stressbedingten Darmerkrankungen eine Rolle spielen kann.

Malabsorption

Manchmal ist Durchfall Folge einer gestörten Aufnahme von Nährstoffen. Bleibt Nahrung unverdaut, gelangt sie in den Dickdarm, wo sie von Bakterien vergoren wird. Unsere kleinen Helfer sind von der ankommenden Menge dann mitunter »überfordert«: Verstärkte Gasbildung, Blähungen sowie übelriechender, voluminöser Stuhl sind die Folge. Ein Beispiel ist die Fruktosemalabsorption: Hier ist die Funktion eines Transportproteins im Dünndarm gestört. Fruktose kann nur eingeschränkt in die Darmzellen aufgenommen werden, verbleibt teilweise im Dünndarm und gelangt weiter in den Dickdarm, wo sie von unseren Darmbakterien verstoffwechselt wird. Ein weiteres Beispiel ist die Bauchspeicheldrüsenschwäche (exokrine Pankreasinsuffizienz). Dabei bildet die Bauchspeicheldrüse zu wenig oder keine Verdauungsenzyme. Vor allem Fette, aber auch andere Nahrungsbestandteile können dann nicht richtig aufgespalten werden; die Nährstoffaufnahme ist gestört. Neben dem Darm können auch andere Körpersysteme beeinträchtigt sein – etwa Knochenfestigkeit, Blutgerinnung oder Blutbildung.

- **Medikamente:** Das weite Feld der Medikamente sollte bei chronischem Durchfall immer mitbedacht werden. Antibiotika verändern das Gleichgewicht der Darmflora; Chemotherapeutika schädigen oft die Darmschleimhaut. Auch Metformin, Digitalis, Protonenpumpenhemmer, Magnesiumpräparate oder Schilddrüsenhormon-Präparate können den Stuhl deutlich weicher machen. Kurzum: Wenn Sie regelmäßig Medikamente einnehmen und unter Durchfall leiden, lohnt sich ein genauer Blick auf Ihre Dauermedikation.
- **Psychovegetatives Nervensystem/Stress:** Nicht zuletzt spielt auch Stress eine wichtige Rolle. Belastung, Angst oder innere Anspannung können die Darmbewegung beschleunigen, die Passagezeit verkürzen und so dünnen, schwer kontrollierbaren Stuhl begünstigen.

Wie Sie sehen, kann Durchfall sehr unterschiedliche Ursachen haben. Häufig wird er begleitet von Bauchschmerzen, Blähungen, Übelkeit, starkem Stuhldrang oder Beschwerden im Analbereich – etwa Nässen, Schleimabgängen, Juckreiz oder Blutungen. Entsprechend kann auch die Abklärung Zeit in Anspruch nehmen. Für die Kontinenz ist die Stuhlbeschaffenheit ein entscheidender Faktor – aber eben nur einer von mehreren, die sich im Laufe des Lebens gegenseitig beeinflussen und verstärken können.

Speicherfunktion – wenn die »Reserve« fehlt

Der Mastdarm ist nicht nur ein »Durchgang« für den Stuhl, sondern ein elastisches Speicherorgan. Er funktioniert ein wenig wie ein Ballon: Kommt Stuhl nach, dehnt er sich und verschafft uns Zeit. Anders also, als es der Name Rektum – »gerader Darm« – vermuten lässt, handelt es sich nicht um ein »Fallrohr«. Diese Dehnungsfähigkeit (»Compliance«) ist entscheidend für die Kontinenz. Sie sorgt dafür, dass der Mastdarm nicht schon bei geringer Füllung Alarm schlägt. Geht diese Fähigkeit verloren, meldet er sich zu früh – manchmal bereits bei sehr kleinen Mengen – und löst einen kaum aufschiebbaren Stuhldrang aus. Manche Betroffene haben sogar den Eindruck, der Stuhl laufe nahezu direkt weiter, ohne dass es zu einem »Speichern« kommt. Doch warum verliert der Mastdarm seine Speicherfähigkeit?

Narbenbildung (Fibrose) – wenn die Wand des Mastdarms »verhärtet«

Eine häufige Ursache ist Narbenbildung in der Darmwand. Sie entsteht nach wiederholten Entzündungen, Verletzungen oder Operationen. Narbengewebe ist weniger elastisch als gesundes Gewebe: Der Mastdarm meldet frühzeitig: »Voll!«, und erzeugt Stuhldrang, obwohl nur wenig Inhalt vorhanden ist.

Strahlentherapie – wie Bestrahlung die Wand des Mastdarms verändert

Ähnliche Veränderungen können nach einer Strahlentherapie im kleinen Becken auftreten, etwa bei der Behandlung von Prostata- oder Enddarmkrebs. Die Strahlen treffen nicht nur den Tumor, sondern auch umliegendes Gewebe. Kleinste Blutgefäße werden geschädigt, die Durchblutung der Darmwand verschlechtert sich, das Gewebe verliert mit der Zeit an Struktur und Elastizität. Durch die Kombination mit zusätzlichen kleinen Gewebeverhärtungen (Fibrosen) wird der Mastdarm zunehmend zu einem »starren Rohr«.

» Fortsetzung auf Seite 40

Farbe, Form, Konsistenz, Geruch und Menge

Haben Sie sich schon einmal Fragen zu Ihrem Stuhlgang gestellt? Dann finden Sie hier Antworten. Haben Sie das bisher nicht getan, finden Sie das Thema vielleicht spannender, als Sie dachten.

Mit dem, was in der Toilette landet, befassen wir uns meist nicht näher. Spülung drücken und weg – das ist die Devise. Doch es lohnt sich, genauer hinzuschauen. Denn Stuhlgang ist weit mehr als das, was »weg muss«: Er ist ein echter Gesundheitsbericht Ihres Körpers.

Warum ist Stuhl eigentlich braun?

Die typische Farbe ist das Ergebnis eines erstaunlichen Kreislaufs: Rote Blutkörperchen (Erythrozyten), die nach etwa 120 Tagen »alt« geworden sind, werden von speziellen »Fresszellen« unseres Körpers in Milz, Leber und Knochenmark abgebaut. Dabei wird der rote Blutfarbstoff Hämoglobin in seine Bestandteile zerlegt. Das Eiweiß (Globin) wird recycelt, um daraus für uns wichtige Aminosäuren zu gewinnen. Der eisenhaltige Farbstoffanteil (Häm) wird weiter abgebaut, um auch das Eisen wiederverwerten zu können. Dabei entsteht zunächst Biliverdin, ein grünlicher Farbstoff, der dann zum gelb-organgefarbenen Bilirubin umgebaut wird. Dieses freie, indirekte – man sagt auch unkonjugierte – Bilirubin kann in der jetzigen Form nicht ausgeschieden oder irgendwo anders hin transportiert werden. Deshalb wird es an den »Transporter« Albumin gebunden, damit es in die Leber gelangt. Dort wird es wasserlöslich gemacht und über die Galle in den Darm abgegeben. Ist es im Dickdarm angelangt, übernehmen dann unsere Darmbakterien: Sie bauen das Bilirubin Schritt für Schritt zu dem farblosen Urobilinogen um. Hieraus entsteht schließlich Sterkobilin – und das ist braun. Voilà: die typische Stuhlfarbe.

Andere Farbe?

Wenn dieser Ablauf irgendwo gestört ist, verändert sich die Stuhlfarbe. Bei schneller Darmpassage wie bei Durchfall bleibt der Stuhl eher gelblich oder grün, weil die Bakterien zu wenig Zeit haben, die Farbstoffe umzubauen. »Fettstühle« sehen teils blasser braun aus, haben eine Art »Glanz« und sind übelriechend. Sie entstehen beispielsweise bei einem Mangel an Gallensäure oder einer Störung der Bauchspeicheldrüsenfunktion. Fett wird dann nicht richtig abgebaut und verbleibt vermehrt im Stuhl. Fehlt Galle – etwa durch einen Gallenstein –, wirkt der Stuhl lehmfarben oder grau. Blutungen färben ihn schwarz oder rot, je nachdem, wo im Verdauungstrakt sie entstehen. Und manchmal sind auch Medikamente oder Lebensmittel verantwortlich: Eisenpräparate und auch Rote Bete machen den Stuhl schwarz, Karotten eher orange.

Übrigens: Auch die Urinfarbe hängt mit diesem Kreislauf zusammen. Ein Teil des Urobilinogens wird vom Körper in den Blutkreislauf aufgenommen und letztlich über die Niere ausgeschieden. Dort wird es vorher zu Urobilin – und das ist gelb.

Die »beste« Konsistenz – warum die »gute Wurst« gewinnt

Die Form des Stuhls verrät fast genauso viel wie seine Farbe. Idealerweise ist er mittelfest, gut geformt, in einem Stück – ich sage gerne: die »gute Wurst«. Er lässt sich ohne Mühe entleeren, reißt nicht auseinander und hinterlässt kaum Spuren an Rosette oder Toilettenpapier.

Weicht die Konsistenz stark ab, kann das Probleme machen: Ist der Stuhl zu hart, wird der Toilettengang zur Pressarbeit. Das belastet den Enddarm, fördert die Vergrößerung der Hämorrhoiden und kann zu Rissen, Blutungen und Schmerzen führen. Ist er zu weich oder breiig, lässt er sich schlechter halten und schmiert eher nach – was die Afterhaut reizt und oft Jucken, Brennen oder ein Gefühl von »Wundsein« hinterlässt.

Eine einfache Orientierung gibt die Bristol-Stuhlformen-Skala (Abbildung Seite 39) mit ihren sieben Typen: Sie reicht von kleinen, harten Kügelchen (Typ 1) bis zu völlig wässrigem Durchfall (Typ 7). Der »Idealbereich« liegt bei Typ 3–4.

Die besten Voraussetzungen dafür, dass Ihr Stuhl die ideale Konsistenz bekommt, sind folgende Faktoren:

- ausgewogene Ernährung mit genügend Ballaststoffen
- ausreichende Trinkmenge
- Bewegung
- eine gesunde Darmflora
- ein Nervensystem, das im Gleichgewicht ist

Geruch – was ist »normal«?

Stuhl riecht – und das darf er auch. Normalerweise ist der Geruch dezent faulig-säuerlich, manchmal leicht schwefelig. Verursacht wird er durch die Arbeit unserer Darmbakterien, die unverdaut gebliebene Nahrungsreste fermentieren und abbauen. Je nachdem, was wir gegessen haben, entstehen unterschiedliche »Duftnoten«. Eiweißreiche Kost macht den Geruch eher streng und muffig, das liegt an den Stoffen Indol und Skatol, die beim Abbau der Aminosäure Tryptophan entstehen. Ballaststoffreiche Kost lässt den Stuhl eher milder riechen.

Fällt der Stuhlgeruch deutlich anders aus als gewohnt, kann das – ähnlich wie bei Veränderungen in der Stuhlfarbe – ein Hinweis auf eine gestörte Verdauung oder eine veränderte Darmflora sein. Fettstühle riechen häufig ranzig. Ein Übermaß unverdauter Nahrungsbestandteile führt zu Fermentation; der Stuhl riecht dann auffallend penetrant und faulig, oft begleitet von häufigen Winden. Die Einnahme von Eisenpräparaten verursacht häufig einen metallischen Geruch. Durchfälle bei Darminfektionen können ganz unterschiedlich riechen – teils faulig-eitrig, teils süßlich-stechend. Auch nach einer Antibiotikatherapie riecht der Stuhl oft anders, weil die Darmflora durcheinandergerät und sich ihre Zusammensetzung verändert. Doch der Stuhlgeruch allein ist kein Beweis für eine Erkrankung. Vielmehr ist er ein Signal, genauer hinzusehen.

Wieviel Stuhl ist »normal«?

Im Durchschnitt fallen bei einem Menschen etwa 100–250 g Stuhl pro Tag an. Diese Zahl ist jedoch nur ein grober Richtwert – und es ist kein Grund zur Besorgnis, wenn nicht täglich Stuhlgang stattfindet. Wer sich ballaststoffreich ernährt – also Gemüse, Obst, Vollkorn oder Hülsenfrüchte isst –, kann auch 400–600 g ausscheiden. Das ist völlig normal. Auch der Wassergehalt unseres Stuhlgangs spielt eine wichtige Rolle. Idealerweise beträgt er etwa 70–75 %. Verbleibt der Stuhl länger im Dickdarm, wird ihm mehr Flüssigkeit entzogen – der Stuhl wird härter und lässt sich oft schwerer entleeren. Bei schnelleren Darmpassagen bleibt mehr Wasser im Stuhl, er wird weicher und voluminöser. Neben Ernährung und Trinkmenge beeinflussen auch andere Faktoren die Stuhlmenge: Alter, Hormonlage, Medikamente, Krankheiten und auch die Zusammensetzung unserer ganz persönlichen Darmflora.

Übrigens: Liegt die tägliche Stuhlmenge unter 100 g, spricht man von Verstopfung – oder es fehlt schlicht an Flüssigkeit. Sind es über 300 g pro Tag ohne Durchfall, kann dies ein Hinweis auf »Aufnahmestörungen« sein, etwa Zöliakie oder eine Schwäche der Bauchspeicheldrüse. Entscheidend ist allerdings weder die absolute Menge noch der exakte Wassergehalt. Aufmerksam werden sollten Sie dann, wenn sich die persönliche Stuhlaktivitäten ohne erkennbaren Grund deutlich verändern.

Wie oft ist normal?

Die Häufigkeit des Stuhlgangs ist erstaunlich variabel. Entgegen der weit verbreiteten Vorstellung muss man nicht zwingend jeden Tag eine ordentliche Portion Stuhl entleeren. Alles zwischen dreimal täglich und dreimal pro Woche gilt als normal. Manche Menschen gehen sehr regelmäßig täglich, oft sogar zur gleichen Uhrzeit, beinahe auf die Minute genau. Andere entleeren sich flexibler, ohne festen Zeitpunkt. Wir alle haben eine eigene Stuhlgewohnheit. Wichtig ist, aufmerksam zu werden, wenn sich diese persönliche Gewohnheit verändert. Außerdem ist entscheidend, dass der Toilettengang möglichst beschwerdefrei abläuft: ohne starkes Pressen, ohne Schmerzen, ohne das Gefühl, »nicht fertig« zu sein. Das gelingt am besten, wenn der Stuhl gut geformt ist.

» Die Bristol-Stuhl-Skala

Typ 1	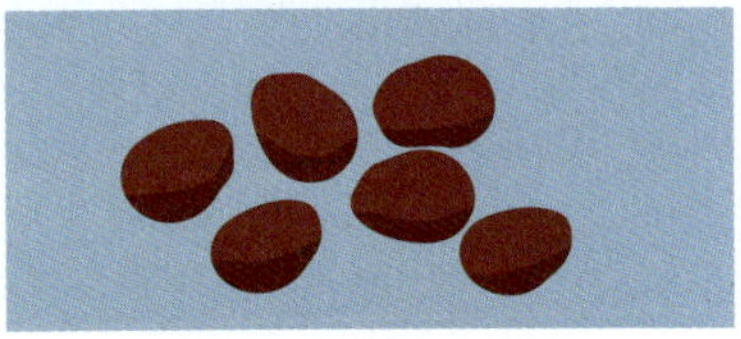	einzelne, feste Kügelchen (schwer auszuscheiden)
Typ 2	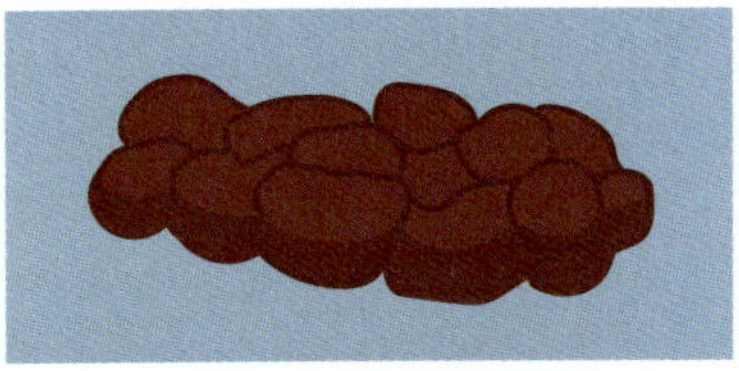	wurstartig, klumpig
Typ 3	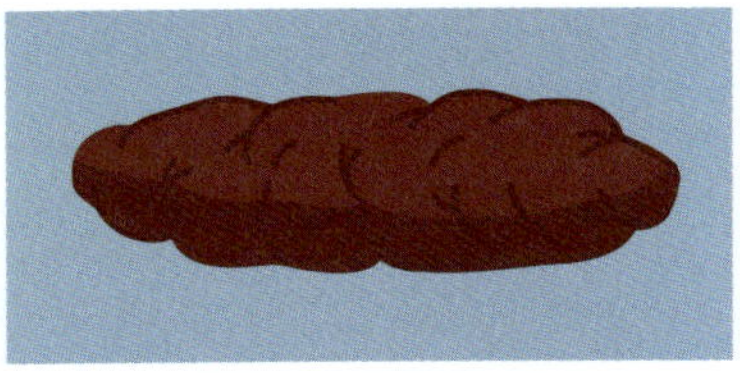	wurstartig mit rissiger Oberfäche
Typ 4	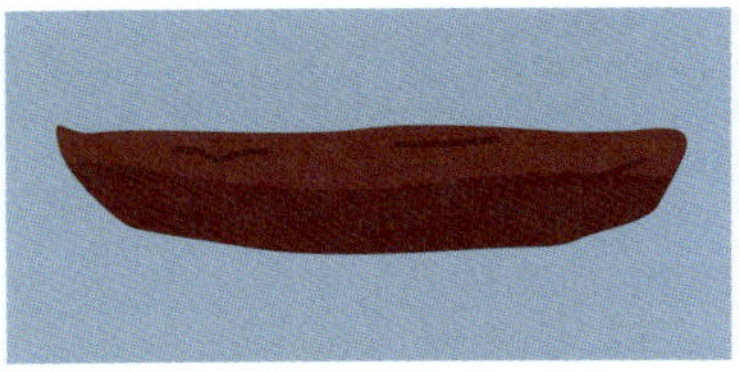	wurstartig mit glatter Oberfäche (optimal)
Typ 5	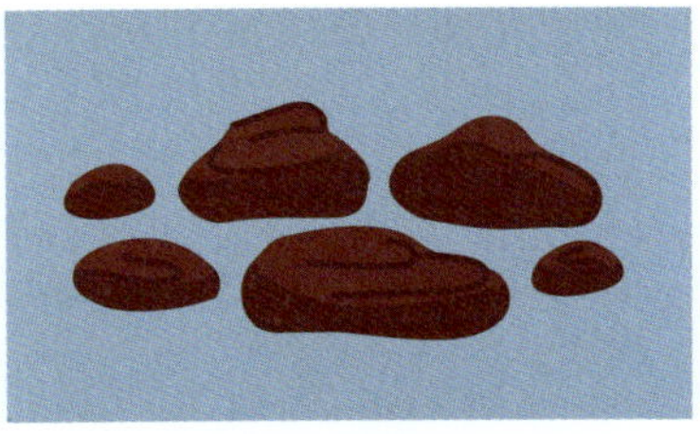	einzelne, weiche, glatt-randige Klümpchen (leicht auszuscheiden)
Typ 6	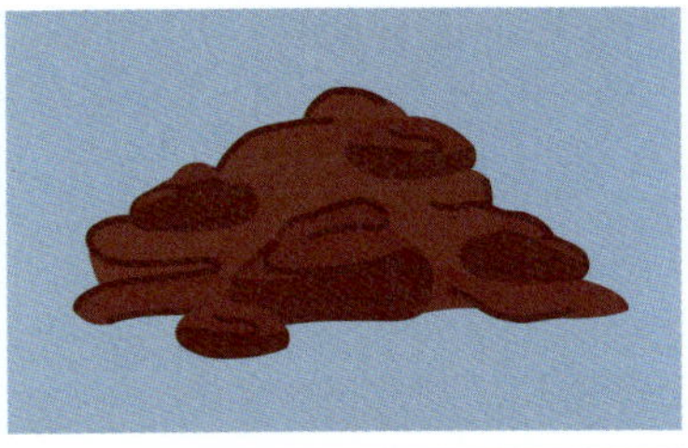	einzelne weiche Klümpchen mit unregelmäßigem Rand
Typ 7	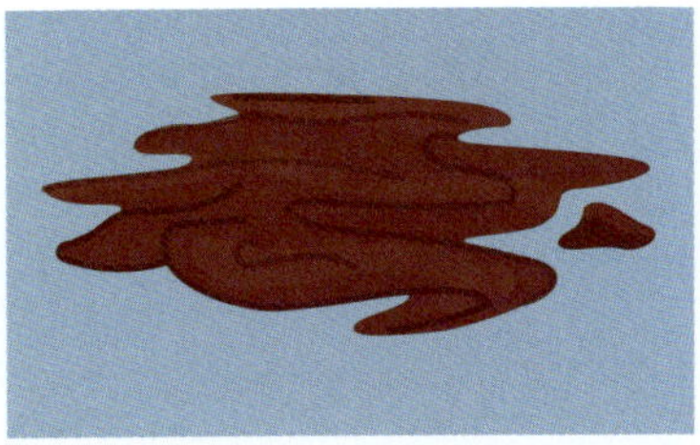	flüssig, ohne feste Bestandteile

Schon bei geringer Füllung kommt es dann zu plötzlichem, heftigem und kaum zu kontrollierendem Stuhldrang, häufig begleitet von Schleimhautreizungen und teils blutigen Durchfällen.

Operationen – weniger Platz, weniger Reserve

Auch chirurgische Eingriffe können die Speicherfunktion des Mastdarms deutlich einschränken. Wird ein Teil entfernt, fehlt dieses Reservoir schlicht – es kann weniger Stuhl gespeichert werden. Gleichzeitig gehen mit dem entfernten Darmabschnitt auch wichtige Nerven verloren, die Rückmeldung über die Füllung geben. Besonders nach einer tiefen anterioren Rektumresektion – einer Operation, bei der Mastdarmgewebe bis sehr nah an den After entfernt wird, etwa wegen eines Tumors – können solche Probleme (medizinisch Low Anterior Resection Syndrome, kurz LARS) auftreten. Das Risiko steigt, je afternäher operiert wird und wenn eine Bestrahlung im Vorfeld stattgefunden hat. Typisch sind dünner oder breiiger Stuhl, häufiger und teils sehr starker Stuhldrang, viele kleine Entleerungen, manchmal auch schwallartig massiv. Sehr ähnliche Beschwerden können auch nach einer Bestrahlung im kleinen Becken ohne Operation auftreten. Man spricht dann allerdings nicht von LARS.

Manchmal wird ein Teil des Darms (vorübergehend) stillgelegt und der Stuhl über einen künstlichen Darmausgang (Stoma) geleitet. Die Schleimhaut im »brachliegenden« Darmabschnitt wird weiterhin durchblutet und erneuert sich, erhält aber keine Reize mehr durch Stuhl. Das kann zu einer Entzündung führen (Diversionsproktitis). Typisch sind schleimige, teils blutige Abgänge aus dem After. Nach Wiederherstellung der natürlichen Stuhlpassage zeigt sich häufig, dass der Mastdarm weniger Volumen aufnehmen kann als zuvor und empfindlicher reagiert. Unabhängig davon wird die Schließmuskulatur während dieser »Umleitungszeit« wenig beansprucht und verliert an Kraft und Reaktionsfähigkeit. Kommen verminderte Speicherfähigkeit des Mastdarms und eine abgeschwächte Muskulatur zusammen, kann das die Kontinenz nach Rückverlagerung zusätzlich erschweren.

Wahrnehmung – wenn Signale nicht mehr ankommen

Normalerweise sorgt eine fein abgestimmte Wahrnehmungskette dafür, dass wir nicht nur merken, dass wir »müssen«, sondern auch ganz genau wissen, wann – und was. Der Mastdarm meldet: »Zeit für die Toilette«. Kurz vor dem Ausgang übernimmt das Anoderm, die innere Auskleidung des unteren Analkanals, die Feinarbeit: Es prüft, ob es sich um Luft, dünnen oder geformten Stuhl handelt. Diese Informationen werden über Nervenbahnen und Reflexbögen an unser Gehirn gemeldet. Ist dieses System gestört, spüren wir den Drang zu spät oder gar nicht – der Stuhl kommt dann ganz plötzlich. Oder wir haben einen übersteigerten, ständigen oder falschen Drang. Auch die Unterscheidung zwischen Luft und Stuhl kann verloren gehen.

Gestörte Wahrnehmung durch Nervenerkrankungen

Erkrankungen des Nervensystems sind eine häufige Ursache dafür, dass Signale aus dem Mastdarm nicht mehr zuverlässig ankommen. Schäden im Gehirn, im Rückenmark oder an peripheren Nerven können die Signalweiterleitung verzögern oder unterbrechen. Auch ein Diabetes mellitus kann die kleinsten Nervenfasern schädigen. Gerade diese sind entscheidend für die Sensibilität von Mastdarm und Analkanal. Viele Betroffene berichten, dass sie mit der Zeit »nicht mehr rechtzeitig merken«, wann sie zur Toilette müssen.

Störungen im Mastdarm selbst

Neben seiner Dehnbarkeit und damit seiner Speicherfähigkeit ist auch die Empfindlichkeit des Mastdarms entscheidend für Entleerung und Kontinenz. Normalerweise registrieren spezialisierte Nerven in der Darmwand jede Füllung und melden diese ans Gehirn.

Wird dieses feine Sensorsystem gestört, entstehen zwei typische Muster:

- Unterempfindlichkeit: Der Mastdarm meldet sich zu spät, Stuhl geht im Zweifel plötzlich ungewollt ab.
- Überempfindlichkeit: Schon kleinste Mengen lösen starken Drang aus, oft mit häufigen Toilettengängen und Angst vor einem Malheur.

Die Ursachen sind vielfältig: neurologische Erkrankungen wie Parkinson oder Multiple Sklerose, Diabetes mellitus sowie Narbenbildung nach Entzündungen, Operationen oder Bestrahlung – wir sprachen bereits darüber.

Nach Mastdarmoperationen kommen verminderter Speicherraum und unzuverlässige sensorische Rückmeldung oft zusammen – eine typische Kombination, die in unterschiedlicher Ausprägung zum erwähnten Low Anterior Resection Syndrome (LARS) führen kann.

Gestörte Wahrnehmung im Anoderm – die letzte Feinprüfung

Das Anoderm ist die besonders empfindliche Zone am Ausgang des Darms. Es unterscheidet in Sekundenbruchteilen, ob Luft, flüssiger oder geformter Stuhl ansteht. Wiederholte Reizungen, beispielsweise bei ständigem Kontakt mit Stuhl, sowie Entzündungen bei Infektionen oder Hauterkrankungen können die sensiblen Nervenendigungen irritieren. Auch mechanische Überdehnungen – zum Beispiel durch wiederholtes starkes Pressen, einen äußeren Mastdarmvorfall, Überdehnungen im Rahmen einer komplexen Geburt oder auch bei bestimmten Sexualpraktiken – können sie schädigen. Bestehen derartige Belastungen über längere Zeit oder wird das Gewebe verletzt, entstehen narbige Bereiche, die deutlich weniger empfindlich sind und kaum noch verlässliche Rückmeldung geben. Zusätzlich können Erkrankungen des Nervensystems, ein Diabetes oder Verletzungen des Nervus pudendus mit seinen vielen feinen Ästen die Wahrnehmung weiter verschlechtern. Geht das Gefühl weitgehend verloren, kann Stuhl schließlich ganz unbemerkt abgehen.

Schließfunktion – wenn die »Tür« nicht richtig schließt

Der Schließapparat am After bildet die »letzte Barriere« für die Kontinenz. Er besteht aus zwei Muskeln: dem inneren Schließmuskel, der unbewusst ständig angespannt ist und so die »Grunddichtigkeit« sichert, und dem äußeren Schließmuskel, den wir willentlich anspannen können – also immer dann, wenn wir aktiv »zukneifen«. Beide Muskeln arbeiten eng zusammen, unterstützt vom Beckenboden. Damit dieses System funktioniert, braucht es gesunde Muskeln, intakte Nerven und eine gute Steuerung. Wird einer dieser Faktoren geschwächt, schließt die »Tür« nicht mehr richtig.

Geburtstraumatische Verletzungen

Eine sehr häufige Ursache für spätere Kontinenzprobleme liegt manchmal Jahrzehnte zurück: die Geburt eines Kindes. Wenn das Kind durch den Geburtskanal tritt, herrscht eine riesige Druckbelastung und extreme Dehnung. Nicht selten kommt es dabei zu Gewebsverletzungen zwischen Vulva und After. Solche Dammrisse werden medizinisch in vier Grade eingeteilt. Grad 3 und 4 betreffen nicht nur Haut und Bindegewebe, sondern auch die Schließmuskulatur (obstetrical anal sphincter injuries, kurz OASIS). Gerade diese höhergradigen Verletzungen blieben – insbesondere bis vor wenigen Jahren – häufig unentdeckt. Auch ein Dammschnitt (Episiotomie), der in bestimmten Situationen notwendig sein kann, kann langfristig Folgen für die Kontinenz haben – insbesondere, wenn er, wie früher nicht selten, in der Mittellinie gesetzt wird.

Viele Frauen merken zunächst nichts von diesen Verletzungen, da andere Strukturen die Probleme kompensieren. Mit den Jahren jedoch, wenn das Gewebe schwächer wird oder zusätzliche Belastungen hinzukommen – beispielsweise weitere Geburten, Übergewicht oder chronischer Husten –, werden die alten Schäden spürbar. Übrigens: Bei schweren Geburten können neben den Schließmuskeln auch ein zentraler Bereich des Beckenbodens und ein wesentlicher Beckenbodenmuskel, der Levator ani, Schaden nehmen. In solch einem Fall leidet die Stabilität des gesamten Beckenbodens.

Proktologische Ursachen

Natürlich können auch Erkrankungen des Afterbereichs selbst die Schließfunktion beeinträchtigen. Abszesse zerstören Gewebe, Fistelgänge können den Schließmuskel durchziehen, sodass nicht nur die Fistel selbst, sondern auch die notwendige operative Behandlung die Dichtigkeit beeinflussen kann. Auch Tumoren am After oder im Analkanal können, genauso wie Verletzungen, Schließmuskelanteile zerstören.

Darüber hinaus können proktologische Erkrankungen den Verschluss stören, ohne den Muskel direkt zu verletzen. Vergrößerte Hämorrhoiden, Polypen, abgesunkenes Mastdarmgewebe oder auch Tumoren können den Anus mechanisch offenhalten – ein bisschen so, als wollten Sie ein Fenster schließen und etwas hängt dazwischen. Auch Narbenzug nach Verletzungen, chronischen Entzündungen oder Operationen kann den Verschluss beeinträchtigen. Die Folge ist häufig ein Schmieren von Stuhl – insbesondere bei matschiger oder dünner Konsistenz –, selbst wenn die Schließmuskulatur an sich gut arbeitet.

Des Weiteren kann auch eine chronische Überlastung den Schließmuskel schwächen. Jahrelanges starkes Pressen bei Verstopfung erzeugt dauerhaft hohen Druck »nach unten«. Irgendwann kann die Muskulatur dem nicht mehr standhalten. Ein äußerer Mastdarmvorfall dehnt die Afterschließmuskulatur durch das wiederholte »Hindurchrutschen« dauerhaft und schädigt dabei oft auch die versorgenden Nerven. Selbst nach einer operativen Korrektur bleiben diese Schäden mitunter bestehen.

Auch bei bestimmten Sexualpraktiken kann es zu relevanten Belastungen des Schließapparates kommen. Eine sehr schnelle, wiederholte oder langanhaltende starke Dehnung des Analkanals – etwa durch große Durchmesser ohne lange Dehnphasen – kann Muskulatur und Nerven überfordern, zum Teil auch verletzen. Zusätzlich können starke Reibung oder Verletzungen der Schleimhaut gerade bei fehlender Nutzung von Gleitmitteln die sensible Wahrnehmung im Analkanal beeinträchtigen. Beide Mechanismen können langfristig dazu beitragen, dass die Kontinenz unsicher wird.

Wenn die Muskulatur aus dem Takt gerät – Dyssynergie und Anismus

Nicht jede Störung der Schließfunktion ist eine reine Schwächung – manchmal arbeitet die Muskulatur schlicht nicht koordiniert. Bei einer Dyssynergie (gestörten Koordination) des Beckenbodens, einer dauerhaft erhöhten Anspannung in dem Bereich oder einem Anismus (Kneifen des äußeren Afterschließmuskels während des Entleerungsprozesses) lässt sich die Muskulatur nicht mehr wie gewünscht ansteuern. Das erschwert nicht nur die Entleerung, sondern kann längerfristig auch die Kontinenz beeinträchtigen: Eine ständig verkrampfte Muskulatur kann im entscheidenden Moment »keinen draufsetzen« und zusätzliche Kraft aufbauen. Zudem fällt bei ständiger Anspannung das Entspannen schwer, und die Wahrnehmung dafür geht zunehmend verloren.

Dabei ist genau dieses Wechselspiel entscheidend: Nur wer entspannen kann, kann auch wieder gezielt anspannen. Die Folgen sind oft ein dauerhaftes Druckgefühl, als müsste man zur Toilette, nicht selten auch Schmerzen – etwa am Steißbein, Richtung Harnblase, in den Pobacken oder beim Geschlechtsverkehr.

Die Rolle des Alters

Das ganz normale »Älterwerden« macht auch vor dem Schließmuskelapparat nicht halt. Bindegewebe verliert an Festigkeit und Elastizität, Muskeln bauen ab. Bei Frauen kommt nach den Wechseljahren der sinkende Östrogenspiegel hinzu: Schleimhäute und Gewebe werden dünner, empfindlicher, regenerieren langsamer. Der innere Schließmuskel kann an Grundanspannung verlieren, der äußere an Kraft. Der Analkanal und der Schließmuskelapparat werden kürzer, schmaler und weniger belastbar – auch wieder besonders spürbar bei älteren Frauen. Hinzu kommen eine langsamere Reaktion und nachlassende Koordination, die selbst bei ansonsten gesunden Menschen die Kontinenz unsicherer machen können (Seite 28).

Haltlos – Beckenbodenschwäche

Der Beckenboden spielt für die Kontinenz eine im wahrsten Sinne des Wortes tragende Rolle. Er stützt den gesamten Beckeninhalt von unten: Blase, Gebärmutter, Darm – und damit auch Mastdarm und After. Dieses System arbeitet nicht nur passiv, sondern reagiert ständig auf Druck, Bewegung und Belastung. Muskeln, Bänder und Bindegewebe greifen ineinander und sorgen dafür, dass Mastdarm und Analkanal in der richtigen Position bleiben und die Schließmuskeln zuverlässig arbeiten können.
Ist der Beckenboden geschwächt oder überbelastet, kann diese Stütze weniger gut halten. Mastdarm und Analkanal geraten aus ihrer idealen Position, die Kontinenzmechanik gerät aus dem Lot. Senkungen von Blase, Gebärmutter oder Darm können folgen. Viele Betroffene spüren Beschwerden

erst in zunehmendem Alter oder in Kombination mit weiteren Belastungen. Wichtig zu wissen: Sehr häufig treten verschiedene Beckenbodenprobleme gemeinsam auf.

Geburten – die große Belastungsprobe

Während einer vaginalen Geburt wird der Beckenboden stark beansprucht. Neben den bereits besprochenen Einrissen an Haut, Bindegewebe oder Schließmuskeln ist gar nicht so selten auch der wichtige Beckenbodenmuskel (M. levator ani) betroffen. Reißt er ein- oder beidseitig aus oder ganz ab, sprechen wir von einer Levatoravulsion. Sogar derartige Verletzungen kann das restliche Gewebe zunächst kompensieren. Langfristig jedoch steigt das Risiko für Senkungsprobleme deutlich – und damit auch für Probleme mit der Kontinenz. Auch das stabile Zentrum des Dammes, der sogenannte Perinealkörper, kann bei der Geburt Schaden nehmen. In diesem Bereich laufen mehrere Muskeln und bindegewebige Strukturen des Beckenbodens zusammen. Wird er geschwächt, fehlt dem Beckenboden ein wichtiger Halt. Das kann sich sehr spürbar auf Stabilität, Kraft und Belastbarkeit im Alltag auswirken – oft erst Jahre später.

Chronische Belastungen und Lebensstilfolgen

Nicht nur Schwangerschaften und Geburten belasten den Beckenboden: Auch Übergewicht wirkt wie dauerhafter Druck von oben. Chronischer Husten, etwa bei Asthma bronchiale oder COPD, führt ebenfalls zu einer dauerhaften Belastung. Ebenso können jahrelanges schweres Heben, Tragen und starkes Pressen den Beckenboden überfordern.

Senkungsprobleme

Ein geschwächter Beckenboden verändert häufig die Stabilität und damit die Lage der Organe im kleinen Becken. In manchen Fällen betrifft eine Senkung den gesamten Beckenboden – die »Hängematte« hängt insgesamt durch (descending perineum). Deutlich häufiger jedoch finden sich einzelne oder kombinierte Organsenkungen. Viele Betroffene spüren dabei ein unangenehmes Druck- oder Fremdkörpergefühl: als wäre etwas im Weg, als würde etwas nach unten drücken, als säße etwas tief in der Scheide. Ist der Mastdarm betroffen, kann es zu einem inneren bis hin zu einem äußeren Vorfall kommen. Häufig bestehen dabei Probleme mit der Stuhlentleerung, ein Druckgefühl oder auch eine Stuhlinkontinenz unterschiedlicher Ausprägung.

Nicht zwingend damit verknüpft, aber dennoch oft gemeinsam damit auftretend, kann sich eine Rektozele entwickeln – eine Aussackung der Mastdarmwand in Richtung Scheide. Sie ist sehr häufig und bleibt meist unproblematisch. Verfängt sich jedoch wiederholt Stuhl in dieser Aussackung, kommt es typischerweise zu dem Gefühl einer unvollständigen Entleerung, zu wiederholtem Nachpressen, mehrfachen Toilettengängen kurz hintereinander oder sogar zum manuellen Unterstützen der Stuhlentleerung. Neben Entleerungsproblemen kann es dabei auch zu Stuhlschmieren kommen, wenn sich der in der Aussackung zurückgebliebene Stuhlrest nachträglich entleert. Bei einer Enterozele sinken Dünndarmschlingen tief in das kleine Becken zwischen Mastdarm und Scheide ab. Das führt zu Druck auf

Insbesondere der weibliche Beckenboden kann von verschiedenen Senkungen betroffen sein.

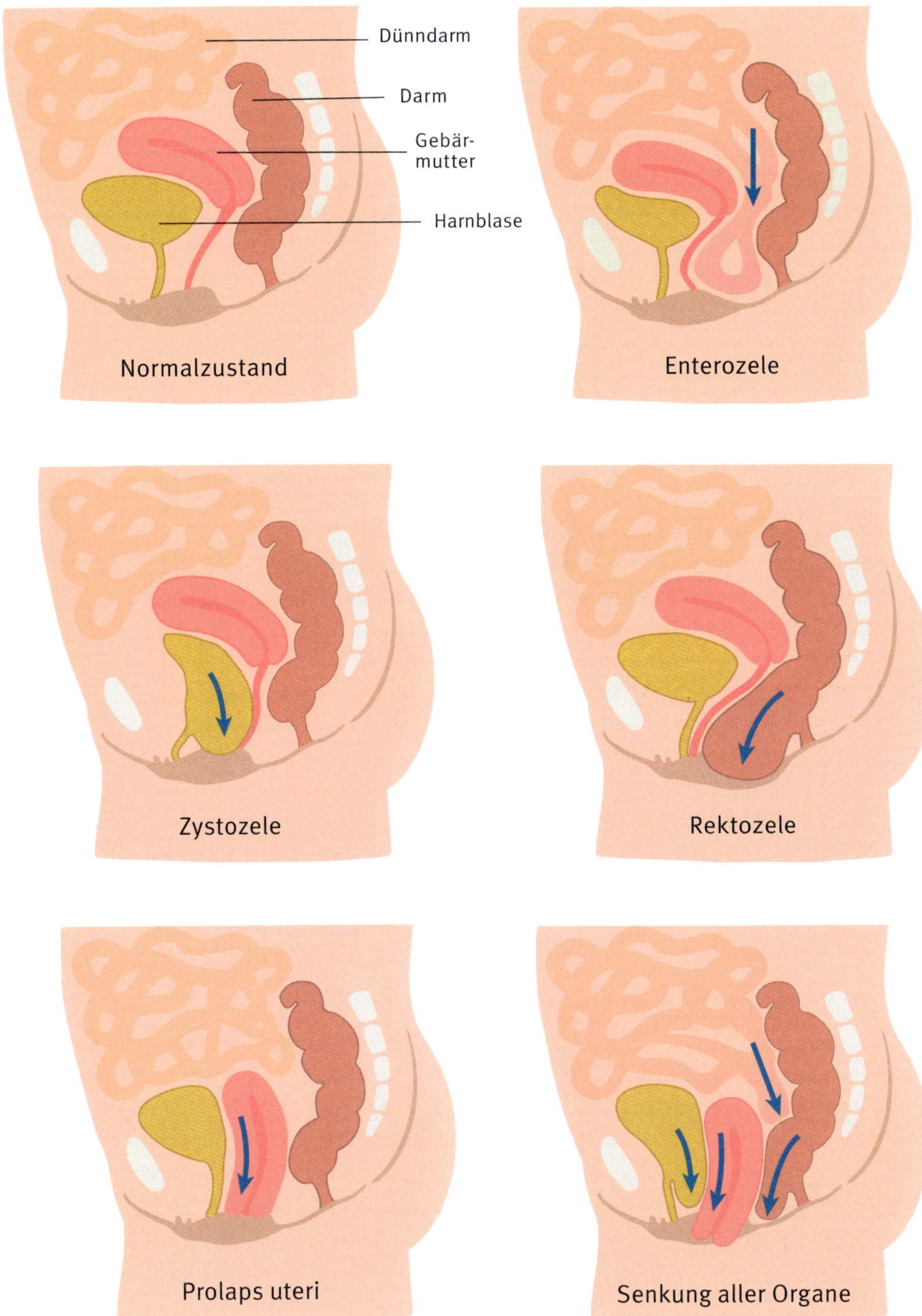
Dünndarm
Darm
Gebär-
mutter
Harnblase
Normalzustand
Enterozele
Zystozele
Rektozele
Prolaps uteri
Senkung aller Organe

Mastdarm oder Blase, was häufig ähnliche Beschwerden mit sich bringt. Auch eine Gebärmuttersenkung, ein Scheiden- oder Blasenvorfall verändern die Anatomie im kleinen Becken. Folgen davon betreffen dabei nicht nur das Wasserlassen: Durch verschobene Druck- und Zugverhältnisse geraten oft auch Mastdarm und After aus ihrer gewohnten Position. So können sich auch Stuhlschmieren, Stuhlinkontinenz, erschwerte Darmentleerung oder ein unangenehmes Druckgefühl im Afterbereich zeigen – die Kontinenz wird insgesamt oft unsicher.

Alterungsprozesse – wenn das Gewebe nachgibt

Muskeln, auch im Bereich des Beckenbodens, verlieren mit zunehmendem Alter an Kraft und Masse (Sarkopenie), Bindegewebe wird weicher und weniger elastisch. Nach den Wechseljahren sinkt bei Frauen der Östrogenspiegel, was die Gewebefestigkeit zusätzlich reduziert. So können auch frühere, bislang kompensierte Geburtsverletzungen oder langjährige Belastungen erst spät spürbar werden – und scheinbar plötzlich zu Kontinenzproblemen beitragen.

Andere Ursachen

Manche Gründe für eine Stuhlinkontinenz lassen sich nicht eindeutig den bisher beschriebenen Kategorien zuordnen. Es ist dennoch wichtig, sie zu kennen.

Angeborene Probleme

Unter dem Oberbegriff anorektalen Malformationen (ARM) fasst man unterschiedliche Fehlbildungen zusammen, bei denen After, Mastdarm und/oder die umgebenden Strukturen nicht regelrecht angelegt sind. Der After kann fehlen, zu eng sein, an einer ungewohnten Stelle liegen oder mit anderen Organen verbunden sein. Häufig sind dabei auch der Schließmuskelapparat und die nervale Steuerung von Mastdarm und After nicht vollständig oder nicht korrekt ausgebildet. Gemeinsam ist diesen Fehlanlagen, dass der Stuhl nicht regelgerecht entleert werden kann. In den allermeisten Fällen werden anorektale Malformationen bereits im Säuglingsalter operativ korrigiert. Dennoch bleibt die Steuerung von Stuhlentleerung und Kontinenz bei vielen Betroffenen lebenslang beeinträchtigt.

Eine weitere angeborene Erkrankung ist der Morbus Hirschsprung. Hier fehlen in einem Abschnitt des Darms bestimmte Nervenzellen, die für die Entspannung der Darmwand und auch für die koordinierte Darmbewegung – und damit die Weiterleitung des Stuhls – notwendig sind. Dies führt in erster Linie zu einer schweren Stuhlentleerungsstörung, da der Stuhl sich vor dem betroffenen Darmabschnitt staut. Auch diese Erkrankung wird bereits im Kindesalter operativ behandelt, doch es können später noch Stuhlentleerungsstörungen, Stuhlschmieren oder eine Überlaufinkontinenz auftreten.

Fehlbildungen der Wirbelsäule oder des Kreuzbeins, wie eine Spina bifida oder eine Sakralagenesie, betreffen die nervale Steuerung von Mastdarm und Schließmuskel auf andere Weise. Auch Menschen mit diesen Erkrankungen haben häufig dauerhaft Schwierigkeiten mit der Kontinenz – auch nach operativen Maßnahmen.

Iatrogene Ursachen – wenn Medizin Nebenwirkungen hat

»Iatrogen« bedeutet: durch eine ärztliche Behandlung verursacht. Dazu zählen ungewollte Folgen von Operationen oder Eingriffen. So können bei Operationen am After oder Mastdarm Muskelanteile verletzt oder Nerven beeinträchtigt werden. Auch Narben, die im Heilungsprozess entstehen, können zu Problemen führen. Nach Eingriffen im Analbereich kann die Sensibilität verändert sein; manchmal bildet sich eine kleine narbige »Rinne« im Operationsbereich, die verhindert, dass der After vollständig schließt. Bei der chirurgischen Behandlung von Analfisteln oder Abszessen kann es notwendig sein, Schließmuskelanteile zu durchtrennen – mit möglichen Folgen für die Dichtigkeit. Nach größeren Mastdarmoperationen mit neuer Darmverbindung, insbesondere nach Entfernung des Mastdarms bei tiefsitzendem Krebs, fehlt ein Teil des natürlichen Reservoirs für den Stuhlgang. Auch Bestrahlungen im Beckenbereich können den Mastdarm dauerhaft verändern: Die Darmwand wird weniger dehnbar, eine sogenannte »Compliancestörung« mit ähnlichen Folgen kann entstehen.

Künstlicher Darmausgang

Auch nach der Entfernung eines künstlichen Darmausgangs können Probleme beim Stuhlhalten auftreten. Zum einen fehlt je nach Voroperation ein Teil des Dickdarms oder Mastdarms, der sonst den Stuhl eindicken und speichern würde, zum anderen war der Schließmuskel über längere Zeit »arbeitslos« und ist geschwächt. Der innere Schließmuskel kann infolge der Voroperation und möglicher Nervenläsionen an Grundspannung verloren haben, der äußere Schließmuskel durch Nichtgebrauch an Kraft. Deshalb ist es sinnvoll, die Schließmuskelfunktion zu überprüfen und den Muskel gegebenenfalls zu trainieren. Doch auch bei liegendem Stoma kann es zu unwillkürlichem Abgang aus dem After kommen – meist handelt es sich um Schleim (Schleimhautsekret) aus dem stillgelegten Darmabschnitt. Bei Komplikationen am Stoma oder durch ein nicht gut sitzendes Versorgungssystem kann es zudem zu Stuhlverlust über das Stoma kommen. Das ist streng genommen keine Stuhlinkontinenz, für Betroffene jedoch nicht weniger belastend.

Verstopfung – das Paradoxon

Auch eine chronische Verstopfung kann zu Inkontinenz führen, und das gleich aus mehreren Gründen. Je länger Stuhl im Dickdarm verbleibt, desto härter wird er. Verlangsamen sich die Darmbewegungen, zum Beispiel durch ballaststoffarme Ernährung, zu wenig Flüssigkeit, Bewegungsmangel oder Stress, können sich große Mengen Stuhl anstauen. Der Darm weitet sich und die Darmmuskulatur schafft es nicht mehr, sich gegen den Druck von innen zusammenzuziehen und den Stuhl voranzutreiben. Die Peristaltik wird noch langsamer – ein Teufelskreis. Irgendwann gelangt nachkommender dünner oder verflüssigter Stuhl an den harten Massen vorbei: eine sogenannte Überlaufinkontinenz (paradoxe Diarrhö). Zusätzlich haben Darmbakterien in dieser »Stau-Situation« länger Zeit zu fermentieren. Es entstehen mehr Gase, was zu häufigeren Windabgängen – also Pupsern – mit höherem Druck führt und die Kontrolle dessen, was »hinten« rauskommt, zusätzlich erschwert.

Nicht zuletzt führt das ständige Pressen, das viele Betroffene bei Verstopfung betreiben, zu enormem Druck auf den Beckenboden. Das begünstigt Gewebesenkungen, kann zu dauerhaftem Druckgefühl führen und den Analkanal durch abgesenktes oder eingestülptes Gewebe mechanisch beeinträchtigen, sodass der Verschluss nicht mehr zuverlässig funktioniert. Bei einem ausgeprägten Mastdarmvorfall droht mit der Zeit sogar eine dauerhafte Schädigung der Nerven im Afterbereich – mit bleibender Inkontinenz, selbst wenn der Vorfall später operativ behoben wird.

Irritation rund um den Anus

Nicht nur der Analkanal, auch die Haut knapp um den Anus herum ist wichtig für die feine Wahrnehmung und Unterscheidung dessen, was gerade »ansteht« – also ob es sich um Luft, flüssigen oder geformten Stuhl handelt. Kommt es in diesem Bereich zu Reizungen oder Entzündungen, kann diese Wahrnehmung gestört sein. Ursachen können sein: häufiger oder länger anhaltender Kontakt mit Stuhl, wiederholtes Reinigen, chronische Feuchtigkeit, Pilz- oder bakterielle Infektionen, Hauterkrankungen wie Ekzeme oder Schuppenflechte, aber auch Narben nach Operationen oder Verletzungen. Auch hier kann unkontrollierbares Stuhlschmieren die Folge sein, ohne dass eine ausgeprägte Muskelschwäche vorliegen muss. Gleichzeitig verstärken sich Reizung und Stuhlverlust oft gegenseitig: Mehr Stuhlkontakt irritiert die Haut weiter, die Wahrnehmung verschlechtert sich, und die Kontrolle wird noch unsicherer – ein Teufelskreis.

Die Rolle von Psyche und Stress

Neben dem somatischen Nervensystem (Gehirn und Rückenmark), das uns bewusstes Handeln ermöglicht – etwa den Schließmuskel willentlich anzuspannen –, sind vor allem das autonome und das enterische Nervensystem für den feinen Ablauf von Verdauung und Stuhlgang verantwortlich. Sie arbeiten weitgehend unbewusst und reagieren sensibel auf die verschiedensten Einflüsse. Gerät dieses komplexe Zusammenspiel aus dem Gleichgewicht, kann es selbst zum Auslöser oder Verstärker einer Stuhlinkontinenz werden. Stress, innere Anspannung und emotionale Belastungen wirken nicht »nur auf die Psyche«, sondern greifen unmittelbar in die Steuerung von Darm, Beckenboden und Schließmuskeln ein.

Stress und Daueranspannung – wenn das Gleichgewicht kippt

Stress aktiviert in unserem Körper in Windeseile einen »Notfallplan«. Die Amygdala, ein Teil des limbischen Systems im Gehirn, erkennt blitzschnell jede Form von Gefahr und leitet – vorbei an unserem Großhirn – sofort eine sogenannte Stressachse ein. Hormone wie Adrenalin und Cortisol werden ausgeschüttet, und der Sympathikus übernimmt das Steuer: Blut fließt verstärkt in Muskeln und Gehirn, der Beckenboden spannt sich an, die Verdauung wird gebremst. Für eine akute Gefahrensituation ist diese Reaktion überlebenswichtig.

Unser heutiger Alltag kennt kaum noch echte körperliche Bedrohungen. Stattdessen lösen Deadlines, Daueranspannung, innere Konflikte, Scham – oder auch die Angst vor einem Malheur – unser Stressprogramm aus. Das Problem: Wenn Stress nicht nur kurzzeitig auftritt, sondern zum Dauerzustand wird, bleibt das System aktiviert. Der Parasympathikus, der für Ruhe, Verdauung und Regeneration zuständig ist, kommt kaum zum Zug. Verdauung, Beckenboden und Schließmuskulatur verlieren dadurch ihre Flexibilität und feine Abstimmung. Statt klarer Signale und verlässlicher Abläufe entsteht »Unruhe im System«. Der Darm reagiert zum Teil empfindlicher auf Reize (viszerale Hypersensitivität). Normale Darmbewegungen oder geringe Füllung werden oft als dringlicher wahrgenommen. Manche Menschen entwickeln Durchfall, andere Verstopfung oder massiven Stuhldrang. Auch ein Wechsel zwischen beiden ist möglich. Beckenboden und Schließmuskulatur spannen sich reflexhaft an – und bleiben es oft auch dann, wenn eigentlich Loslassen nötig wäre. Der Körper verliert ein Stück seiner natürlichen Regulationsfähigkeit. All das kann eine bestehende Stuhlinkontinenz verstärken – oder in Kombination mit anderen Faktoren zum entscheidenden Auslöser werden.

Teufelskreise – wenn Angst und Scham den Körper mitsteuern

»Das schlägt mir auf den Magen«, »Ich habe Schiss«, »Das kann ich nicht verdauen« – solche Redewendungen sind Ausdruck einer tiefen Wahrheit. Gefühle wirken direkt auf den Bauch – und damit auch auf Darm, Beckenboden und Schließmuskeln.
Erlebt ein Mensch mit Stuhlinkontinenz einen Kontrollverlust, speichert der Körper diese Erfahrung als Bedrohung. Schon der Gedanke an eine mögliche Wiederholung kann ausreichen, um Stress auszulösen. Die Amygdala, unser »Alarmzentrum«, erinnert sich genau. Damit beginnt ein Kreislauf, in dem Gefühle, Körperreaktionen und Symptome sich gegenseitig verstärken.

Angst ist hier ein ständiger Begleiter: »Was, wenn es wieder passiert?« Diese Angst erzeugt innere Unruhe, die sich direkt auf den Darm überträgt. Schon kleine Signale – ein Gluckern im Bauch, ein Druckgefühl im Mastdarm – werden wie ein Alarm wahrgenommen. Angst steigert Anspannung, Anspannung verstärkt die Beschwerden, und ein neues Malheur wird wahrscheinlicher. So dreht sich die Spirale immer weiter.

Scham spielt ebenfalls eine große Rolle. Wer sich schämt, redet nicht, zieht sich zurück, beobachtet jedes kleine körperliche Anzeichen. Diese ständige Selbstüberwachung hält das Nervensystem im Alarmzustand. Drang wird früher und stärker wahrgenommen – manchmal auch dann, wenn kaum etwas im Mastdarm vorhanden ist. Der Wechsel zwischen Anspannung und Entspannung gelingt kaum noch. Scham wirkt wie ein leiser, aber unermüdlicher Verstärker.

Andere Gefühle kommen hinzu. Wut über den eigenen Körper, der nicht mehr »funktioniert«, richtet sich häufig nach innen, weil sie schwer zu zeigen ist. Nach außen wird sie dann – sozial angepasst – in Rückzug oder innere Starre verwandelt. Traurigkeit über den Verlust von Freiheit und Spontaneität mischt sich dazu: Ein Konzert, ein Ausflug, selbst ein Abend mit Freunden fühlt sich plötzlich wie ein Risiko an. Ohnmacht entsteht, wenn trotz aller Vorsicht wieder etwas passiert. Viele erleben diese Mischung aus Wut, Trauer und Ohnmacht als besonders zermürbend – und als Bedrohung für ihr Selbstwertgefühl.

Teufelskreise entstehen, die sich gegenseitig verstärken. Körperliche Faktoren beeinflussen sie zusätzlich: Hautreizungen durch ständigen Stuhlkontakt verursachen Schmerzen, Schmerzen erschweren die vollständige Entleerung, Reststühle bleiben zurück, neue Schmierverluste entstehen – und das Gefühl, keine Kontrolle zu haben, wächst. Manchmal reagiert der Körper auch mit stressbedingten Durchfällen, die Betroffene völlig unvorbereitet treffen. Immer neue »Beweise« dafür, dass es wieder passieren könnte, halten den Kreislauf am Laufen.

Ein Beispiel: Eine Frau mit milder Stuhlinkontinenz meidet zunächst nur längere Busfahrten. Nach einem Zwischenfall in der Öffentlichkeit beginnt sie, auch kürzere Wege zu meiden. Das fühlt sich erst einmal sicherer an. Sie plant genauer, hört stärker in sich hinein und achtet auf ihren Körper. Doch jedes Mal, wenn sie nun das Haus verlässt, steigt die innere Anspannung. Das Herz schlägt schneller, sie bekommt Schweißausbrüche und der Darm arbeitet schneller. Die Sorge, es könnte wieder passieren, wächst mit jedem Darmgrummeln. Was als Schutz gedacht war, wird selbst zum Teil des Problems. Wer während einer Besprechung plötzlichen Stuhldrang erlebt hat, fürchtet die nächste. Wer beim Kuscheln Sorge hat, dass Gerüche oder Geräusche entstehen, vermeidet Nähe. Was als vorsichtige Strategie beginnt, schränkt das Leben Schritt für Schritt ein – und verstärkt die innere Belastung.

Stuhlinkontinenz ist deshalb nie nur ein mechanisches oder muskuläres Problem. Häufig spielt unser Nervensystem eine entscheidende Rolle. Stress, Angst und innere Anspannung sind nicht »nur Kopfsache«, sondern wirken direkt auf Darm und Beckenboden. Das zu verstehen, ist ein wichtiger Schritt, denn die Mechanismen sind nicht unausweichlich. Betätigen wir eine Stellschraube – sei es durch körperliche Entlastung, durch innere Beruhigung oder durch das Aufbrechen von Scham und Schweigen –, verändert sich das gesamte System.

Kurz gesagt

Stuhlinkontinenz hat nicht die EINE Ursache – meist kommen mehrere Faktoren zusammen. Besonders tückisch ist, dass sich Probleme oft über Jahre summieren. Ein alter Dammriss, eine beginnende altersbedingte Schließmuskelschwäche, dazu eine akute Magen-Darm-Infektion… Hinzu kommt, dass viele Menschen ihren Beckenboden und ihre Schließmuskeln gar nicht bewusst wahrnehmen. Wenn sie »zukneifen«, spannen sie häufig andere Muskeln mit an. Solange alles funktioniert, fällt das nicht auf. Doch sobald mehrere Schwachstellen zusammenkommen, kann genau diese falsche Ansteuerung den Ausschlag geben – und plötzlich kippt das Gleichgewicht: »shit happens«. Buchstäblich. Die Ursachen sind vielfältig, sie addieren sich und verstärken sich gegenseitig. Genau deshalb ist es so wichtig, sie frühzeitig zu erkennen und ernst zu nehmen. Denn je besser wir die Mechanismen verstehen, desto gezielter können wir ihnen entgegenwirken. Besonders Stress, Scham und seelische Belastungen wirken dabei wie ein Katalysator: Sie verschärfen bestehende Probleme, halten Teufelskreise in Gang und machen den Weg aus der Inkontinenz oft schwerer. Umso wichtiger ist es daher, sie mitzudenken, wenn wir Stuhlinkontinenz verstehen – und behandeln – wollen.

Reflexionsfragen

Ursachen von Stuhlinkontinenz

Sich mit dem eigenen Körper und seinen Veränderungen auseinanderzusetzen, fällt selten leicht – schon gar nicht, wenn es um etwas so Intimes geht wie Kontinenz. Vielleicht ist es Ihnen unangenehm, überhaupt darüber nachzudenken oder sich einzugestehen, was sich verändert hat. Doch gerade deshalb finden Sie hier einen kleinen geschützten Raum, um ehrlich in sich hineinzuspüren. Die folgenden Fragen sollen Ihnen helfen, sich innerlich »zu sortieren« – nicht als Test, nicht zur Selbstdiagnose, sondern als Möglichkeit, für sich selbst Klarheit zu gewinnen. Notieren Sie gerne Ihre Antworten.

- Haben Sie das Gefühl, dass Ihr Körper mit den Jahren an Kraft oder Elastizität verliert – vielleicht auch im Beckenboden oder im Schließmuskel?
- Wie fühlen Sie sich dabei – körperlich und emotional?
- Haben Sie Erkrankungen oder nehmen Sie Medikamente, die Einfluss auf Ihre Darmfunktion haben könnten?
- Wie ist Ihre Stuhlkonsistenz – und wann fällt Ihnen die Kontrolle schwerer?
- Welche Auslöser (Ernährung, Stress, Medikamente) beobachten Sie bei sich?
- Haben Sie den Eindruck, dass Ihr Enddarm schneller »voll« wirkt oder kleinere Mengen schlechter halten kann?
- Wie zuverlässig können Sie unterscheiden, was sich im Enddarm befindet (Luft, fest, flüssig)?
- Wann bemerken Sie, dass die Kontrolle nachlässt – eher bei Bewegung, Husten oder körperlicher Anspannung?
- Gibt es Situationen, in denen Sie merken, dass Ihr Beckenboden »erschöpft« oder überlastet ist?
- Bemerken Sie, dass Stress, Scham Anspannung Ihren Darm beeinflussen?

Überlegen Sie nun, wenn Sie sich Ihre Antworten ansehen:

- Wie stark fühlen Sie sich belastet?
- Was möchten Sie genauer beobachten?
- Wobei wünschen Sie sich Unterstützung oder Entlastung?

Wer ist betroffen?

Stuhlinkontinenz ist das Tabu im Tabu. Kaum jemand spricht darüber – nicht im Freundeskreis, nicht in der Familie, oft nicht einmal beim Arzt.

Hartnäckig hält sich das Bild, Stuhlinkontinenz sei ein Problem älterer Frauen. Und ja – Frauen sind tatsächlich häufiger betroffen, insbesondere mit zunehmendem Alter. Doch Stuhlinkontinenz ist weder Randphänomen noch ein exklusives »Alte-Frauen-Thema«. Auch Männer, jüngere Erwachsene und sogar Kinder können betroffen sein – aus ganz unterschiedlichen Gründen. Wer genauer hinsieht, erkennt schnell: Diese Problematik kann jeden treffen.

Stuhlinkontinenz in Zahlen

Stuhlinkontinenz ist nicht selten. Sie bleibt nur meist unsichtbar. Wie viele Menschen tatsächlich betroffen sind, lässt sich nur grob schätzen: Das Thema ist stark tabuisiert. Es gibt nur wenige Studien speziell zu Stuhlinkontinenz, und viele Betroffene schweigen aus Scham – auch in Umfragen. Verlässliche Register existieren nicht. Und selbst wenn, würden sie vor allem diejenigen erfassen, die bereits in Behandlung sind.

Schätzungen gehen nach Angaben der Deutschen Kontinenzgesellschaft davon aus, dass in Deutschland rund 5–8 % der Bevölkerung betroffen sind – je nach Studie und Definition. Das entspricht mehreren Millionen Menschen. In anonymen Befragungen liegen die Angaben teils noch höher, bei bis zu 12 %. In Kliniken und Pflegeeinrichtungen seien die Zahlen deutlich höher: In Krankenhäusern werden Häufigkeiten bis zu 30 % beschrieben, in Pflegeheimen sogar bis zu 60–70 % – je nach Pflegebedarf und Begleiterkrankungen. Besonders belastend ist die sogenannte Doppelinkontinenz, bei der sowohl Urin als auch Stuhl unwillkürlich abgehen. In der Allgemeinbevölkerung wird sie mit etwa 1–5 % angegeben, in Pflegeeinrichtungen zum Teil mit bis zu 60 % der Bewohnerinnen und Bewohner.

Warum Frauen häufiger betroffen sind

Dass Frauen häufiger eine Stuhlinkontinenz entwickeln, ist kein Zufall. Es hängt mit der weiblichen Anatomie, hormonellen Veränderungen und den besonderen Belastungen im Laufe des Lebens zusammen – insbesondere bei Schwangerschaft und Geburt.

Das weibliche Becken ist breiter und weniger steil als das männliche – eine Anpassung an das Gebären. Die Beckenbodenmuskulatur spannt sich dadurch anders auf: Sie ist breiter gefächert und insgesamt weniger stabil. Hinzu kommt, dass der weibliche Beckenboden drei Durchtrittsöffnungen hat: Harnröhre, Vagina und Enddarm. Jede dieser Öffnungen stellt eine potenzielle Schwachstelle im Halte- und Stützsystem dar. Auch die Qualität des Bindegewebes spielt eine Rolle. Manche Frauen haben von Natur aus ein weicheres, weniger belastbares Gewebe. Die Auswirkungen von Hormonen auf das Gewebe sowie die möglichen Schäden durch die Geburt haben wir bereits im vorigen Kapitel besprochen.

Auch gynäkologische Operationen können die Stabilität des Beckenbodens beeinflussen. Narben, veränderte Zugrichtungen oder eine veränderte Statik können das Zusammenspiel von Beckenboden, Enddarm und Schließmuskulatur langfristig verändern. Nicht jede Operation führt zu Beschwerden – bei bestehenden Schwächen können Operationen jedoch zusätzlich eine Rolle spielen.

Viele Frauen können diese Belastungen lange ausgleichen – durch Muskelarbeit, veränderte Haltemuster und unbewusste Anpassungen. Mit zunehmendem Alter jedoch lassen Muskelkraft und Gewebeelastizität nach. Kommen zusätzliche Belastungen wie Senkungen, chronischer Husten oder Durchfälle hinzu, treten plötzlich die früheren, bis dahin stillen Verletzungen zutage. Häufig zeigt sich eine Stuhlinkontinenz deshalb erst im späteren Lebensalter. Manchmal sind jedoch bereits junge Frauen betroffen – zum Beispiel nach einer schweren Geburt, bei einem großen Kind, langen Pressphasen oder instrumenteller Unterstützung. Für viele ist das ein Schock: Eine Zeit, die eigentlich von Freude und Nähe geprägt sein sollte, wird von Unsicherheit, Angst und Scham überschattet. Das kann nicht nur körperlich, sondern auch seelisch stark belasten – und wirkt sich oft auch auf die Partnerschaft aus.

Weitere Betroffenengruppen

So ausgeprägt die Risikofaktoren bei Frauen sind – Stuhlinkontinenz ist kein rein weibliches Thema.

Männer – typische Risiken durch Eingriffe und Verletzungen

Auch Männer können in ganz unterschiedlichen Lebenssituationen mit Stuhlinkontinenz konfrontiert sein. Häufige Auslöser sind Eingriffe oder Bestrahlungen im Beckenbereich, etwa bei Prostata- oder Enddarmerkrankungen. Dabei können Nerven und Muskeln geschädigt werden, die für die Kontinenz entscheidend sind. Hinzu kommen funktionelle Probleme der Beckenboden- und Aftermuskulatur: Chronisches starkes Pressen bei Verstopfung oder einem dauerhaft verspannten Beckenboden belasten den Schließapparat und können langfristig zu Entleerungsstörungen und Gewebeabsenkungen führen, zum Teil auch mit Folgen für die Haltefunktion. Auch proktologische Erkrankungen wie Abszesse oder Fisteln können die Kontinenz schwächen – genauso wie viele andere Ursachen, die Männer und Frauen gleichermaßen betreffen.

Erkrankungen

Wie wir im vorherigen Kapitel gesehen haben, tritt Stuhlinkontinenz häufig im Zusammenhang mit anderen gesundheitlichen Belastungen auf – oder entwickelt sich im Verlauf einer Erkrankung, mit der Menschen bereits leben. Das bedeutet: Sie kann mehr oder minder jeden treffen, in ganz unterschiedlichen Lebenssituationen.

Betroffen sind zum Beispiel Menschen, deren Nervensystem beeinträchtigt ist – sei es durch eine neurologische Erkrankung wie Multiple Sklerose oder Morbus Parkinson, durch eine Verletzung wie bei einer Querschnittsläsion oder durch eine langjährige Stoffwechselerkrankung wie Diabetes mellitus. Eine weitere große Gruppe erlebt Veränderungen der Kontinenz im Rahmen einer Krebserkrankung oder ihrer Behandlung. Gerade wiederkehrende Durchfälle unter Chemotherapie bringen das System oft aus dem Gleichgewicht. Auch chronische Durchfälle – unabhängig von ihrer Ursache – sind ein Belastungstest für jeden Schließmuskel. Veränderungen im Enddarm, Senkungen oder eine gestörte Zusammenarbeit von Beckenboden und Schließmuskulatur können die Kontrolle zusätzlich unsicher machen. Häufig kommt die Stuhlinkontinenz dabei nicht als erstes Problem, sondern manchmal schleichend, manchmal ganz plötzlich als weiteres hinzu.

Leistungssport – Dauerbelastung für den Beckenboden

Stuhlinkontinenz im Leistungssport ist ein bis dato wenig beachtetes Tabu, jedoch weder Mythos noch Einzelfall. Insbesondere bei hohen körperlichen Belastungen des Beckenbodens – etwa bei Sprüngen, schnellen Richtungswechseln oder bei anderen sogenannten High-Impact-Sportarten – können bei Athletinnen und Athleten Harn-, aber auch Stuhlinkontinenzbeschwerden auftreten. Die Datenlage ist bislang begrenzt, sie deutet jedoch darauf hin, dass diese Problematik häufiger vorkommt als lange angenommen.

Kinder – kleine Körper, große Belastung

Auch Kinder können von Stuhlinkontinenz betroffen sein. Häufig liegt eine funktionelle Verstopfung zugrunde: Harte Stuhlmassen blockieren den Enddarm, während dünner Stuhl daran vorbeiläuft (Überlaufinkontinenz). Doch auch ein zeitweiser Mastdarmvorfall, angeborene Fehlbildungen oder neurologische Erkrankungen können eine Rolle spielen.

Fazit: Es kann uns alle treffen

Stuhlinkontinenz ist weit mehr als ein Problem der »älteren Frau«. Sie kann Menschen jeden Alters betreffen – Frauen wie Männer, Jüngere wie Ältere, Gesunde ebenso wie Menschen mit chronischen Erkrankungen.

Die Hintergründe sind vielfältig. Gerade deshalb lohnt es sich, genau hinzuschauen, Unterschiede wahrzunehmen – und das Schweigen zu brechen. Denn nur so wird sichtbar: Sie sind mit diesem Problem nicht allein.

Folgen von Stuhlinkontinenz

Die Ursachen von Stuhlinkontinenz sind vielfältig und greifen oft ineinander. Doch was bedeutet es eigentlich, mit Stuhlinkontinenz zu leben?

Stuhlinkontinenz kratzt am Selbstwert. Sie kann lähmen, verunsichern und ganze Lebensbereiche überschatten. Fast immer entstehen Teufelskreise: Der Körper reagiert, die Psyche leidet, der Alltag verändert sich. Das Leben fühlt sich an wie ein ständiger Spießrutenlauf – innerlich wie äußerlich. Diese permanente Anspannung kostet Kraft. Kraft, die dann an anderer Stelle fehlt: bei schönen Dingen, in Beziehungen, in Hobby, Beruf oder bei den kleinen Freuden des Alltags.

Auch das Umfeld bleibt selten unberührt. Partnerinnen und Partner genauso wie Angehörige erleben die Situation auf ihre Weise mit – indem sie Sie leiden sehen, sich hilflos fühlen oder eigene Bedürfnisse zurückstellen. Auch das wirft Fragen und Gefühle auf.

In den nächsten Abschnitten möchte ich Ihnen die verschiedenen Ebenen näherbringen, auf denen Stuhlinkontinenz das Leben beeinflusst. Vielleicht erkennen Sie sich an der einen oder anderen Stelle wieder – und können so herausfinden, wo gezielte Unterstützung möglich ist. Denn so vielfältig die Folgen sind: Es gibt immer Wege, um Handlungsspielräume zurückzugewinnen.

Haut und Schleimhaut – empfindlich und verletzlich

Mastdarm, Analkanal und die Haut am After sind dafür gemacht, immer wieder mit Stuhl in Kontakt zu kommen – allerdings nur kurzzeitig und in einer gewissen »Dosis«. Wird diese Balance gestört, kann es zu Reizungen kommen, selbst in Bereichen, die eigentlich dafür »ausgelegt« sind. Bei Stuhlinkontinenz geschieht genau das häufig: Die empfindlichen Strukturen sind zu oft, zu lange oder unter ungünstigen Bedingungen Stuhl ausgesetzt.

Mechanische Reizung

Ein typisches Beispiel ist Durchfall. Wenn Stuhl mehrmals täglich und in flüssiger Form den Analkanal passiert, bedeutet das für Schleimhaut und Haut eine enorme Belastung. Diese Dauerbeanspruchung kann dazu führen, dass Hämorrhoidalpolster anschwellen, sich die Mastdarmschleimhaut senkt oder kleine Einrisse in der Afterkanal-Schleimhaut entstehen – sogenannte Analfissuren. Auch die Fähigkeit, den After vollständig zu verschließen, kann dadurch leiden.

Die Haut rund um den Anus reagiert besonders empfindlich auf ständigen Kontakt mit Stuhl und ein dauerhaft feuchtes Milieu. Sie wird dadurch in ihrer Schutzfunktion geschwächt. Rötungen, Brennen, Juckreiz oder kleine schmerzhafte, nässende Wunden sind die Folge. Sie heilen oft schlecht, wenn sie immer wieder mit Stuhl oder Reinigungsmitteln in Kontakt kommen. Schmerzen führen dazu, dass Afterschließmuskel und Beckenboden unbewusst angespannt werden – selbst in Ruhe. Das erschwert die Entleerung, begünstigt Pressen, verschlechtert die Durchblutung und damit die Wundheilung. Gleichzeitig verbleiben oft Stuhlreste im Enddarm, die später unkontrolliert nachschmieren können. Ein klassischer Kreislauf: Hautreizung – Schmerz – Anspannung – unvollständige Entleerung – erneute Hautreizung.

Doch nicht nur der Stuhl selbst reizt die Haut. Auch unsere Reaktion darauf kann zusätzlichen Schaden anrichten. Wer oft und kräftig mit trockenem Toilettenpapier reibt, verstärkt die Beschwerden. Gleiches gilt für Kratzen bei Juckreiz – kurzfristig erleichternd, langfristig verschlimmernd.

Chemische Reizung

Neben der mechanischen Belastung spielt auch die chemische Zusammensetzung des Stuhls eine Rolle. Besonders das enthaltene Ammoniak kann die Hautbarriere schwächen – vor allem, wenn der Kontakt häufig oder langanhaltend ist oder bereits eine Vorschädigung besteht. Schon kleine Verletzungen reichen aus, damit die Reizung zunimmt und Beschwerden verstärkt werden.

Besonders problematisch ist die Kombination aus mechanischer und chemischer Reizung: Sie führt nicht selten zu einem Teufelskreis aus Jucken, Kratzen, neuen Wunden, noch mehr Reizung und schließlich Schmerzen, der ohne gezielte Gegenmaßnahmen oft schwer zu durchbrechen ist.

»Po-Hygiene«

Gerade bei Stuhlinkontinenz reinigen viele Betroffene die Region besonders häufig und gründlich – mit Seifen, Lotionen oder Feuchttüchern. Das ist verständlich, aber kontraproduktiv: Diese Mittel reizen die Haut zusätzlich. Gerade bei bestehenden Po-Beschwerden ist klares, eventuell lauwarmes Wasser am schonendsten. Zum Trocknen lieber vorsichtig abtupfen, anstatt zu reiben. Denn die Haut am After ist besonders zart und durch ihren Nervenreichtum empfindsam.

Feuchtigkeit als Verstärker

Alles, was ein dauerhaft feuchtes Milieu begünstigt, verstärkt die Hautprobleme. Dazu gehören anatomische Besonderheiten wie ein tief liegender After oder ein größeres Gesäßvolumen, die Wärme und Feuchtigkeit einschließen. Auch Schwitzen – etwa bei Sport oder im Hochsommer – schafft ein Klima, in dem Keime leichter gedeihen.

Mehr als ein körperliches Leiden

Unsicherheit und Scham – diese Emotionen führen fast unweigerlich zu Anspannung im ganzen Körper und so auch im Beckenboden. Weitere Kreisläufe entstehen: Anspannung verstärkt die Beschwerden, die Beschwerden verstärken die Angst. Dieser Stress beschleunigt die Verdauung, dünner Stuhl reizt die Haut. Spätestens hier wird deutlich: Stuhlinkontinenz betrifft mehr als den Körper. Sie greift in unser gesamtes Erleben ein. Deshalb lohnt es sich, immer auch einen Blick auf die seelische Seite zu werfen.

Gefühle, Bewertungen und die Seele

Wenn wir über Stuhlinkontinenz sprechen, geht es immer auch um Gefühle, Gedanken und Bewertungen. Der Po ist ein hochsensibler, intimer Bereich, und gerade hier sind medizinische Probleme besonders schambesetzt. Der Verlust der Stuhlkontrolle, die Stuhlinkontinenz, ist für die allermeisten Menschen der Super-GAU. Unser Darm reagiert sehr sensibel auf solche inneren Spannungszustände – und wir reagieren wiederum auf sein Verhalten. Alles hängt zusammen: körperliche Empfindungen, seelische Reaktionen, Nervensystem, Hormonsystem. Schmerzen, Verzweiflung, Scham, Hilflosigkeit, manchmal sogar Panik – all das kann gleichzeitig da sein. Und jedes dieser Gefühle wirkt zurück auf den Körper. Daraus entstehen Teufelskreise, die weit über das rein Körperliche hinausgehen.

Scham – und warum sie so tief geht

Scham ist vielleicht das mächtigste Gefühl, das mit Stuhlinkontinenz verbunden ist. Während Schuld sich auf etwas Konkretes richtet – »Ich habe etwas falsch gemacht« –, trifft Scham unser Innerstes: »Mit mir stimmt etwas nicht.« Deshalb fühlt sie sich so existenziell an und nagt am Selbstwert.

Scham ist ein uraltes, zutiefst menschliches Gefühl. Ihr Zweck war immer, uns vor Ausschluss aus der Gemeinschaft zu schützen. Wer zu sehr auffiel, riskierte früher, die Bindung an die Gruppe zu verlieren – und damit das Überleben. Noch heute meldet sich Scham in Situationen, in denen wir fürchten, nicht mehr dazuzugehören. Genau deshalb trifft uns der Kontrollverlust über den Stuhlgang so hart: In unserer Kultur gilt er als etwas, das »nicht passieren darf«, als etwas »Schmutziges, Ekliges«. Und wenn es doch geschieht, spüren wir nicht nur den Stuhlverlust – wir fühlen uns schnell selbst als »falsch«.

Meist hat Scham tiefe Wurzeln. Schon in der frühen Kindheit, beispielsweise während der Sauberkeitserziehung, lernen wir: Es gibt ein »richtig« und ein »falsch«. Lob für das Gelingen, Tadel oder Beschämung bei »Unfällen«. Solche frühen Botschaften bleiben im Nervensystem gespeichert. Und sie können im Erwachsenenalter wieder anklingen. Dann vermischt sich die aktuelle Erfahrung mit alten Gefühlen – und die Scham wirkt noch schwerer.

Auch unser Körper reagiert: Wir senken den Blick, werden rot, machen uns klein. Manche ziehen den Bauch ein, spannen den Beckenboden oder den Po an. Das alles geschieht unbewusst – und verstärkt die Beschwerden sogar noch, weil Anspannung Beckenboden und Schließmuskel zusätzlich unter Druck setzt.

Scham bei Stuhlinkontinenz zeigt, wie sehr das Thema in unserer Kultur verknüpft ist mit Vorstellungen von Reinheit, Kontrolle und »normalem« Funktionieren. Sie ist eine menschliche, nachvollziehbare Reaktion – aber eine, die das Leben mit Stuhlinkontinenz noch schwerer macht, als es ohnehin ist.

Angst – die ständige Begleiterin

Angst vor Schmerzen, vor Juckreiz, vor dem nächsten Stuhlgang. Angst, dass es einfach passiert – vielleicht sogar unbemerkt. Angst, entdeckt oder ausgelacht zu werden. Angst, auszugehen, ins Theater oder zu Freunden. Angst vor Kommentaren, die »lustig« gemeint sind und doch tief verletzen. Angst, aufzufallen – im wahrsten Sinne sichtbar zu werden.

Angst kann allgegenwärtig werden, wenn die Stuhlkontrolle nicht mehr zuverlässig gelingt. Sie bedeutet massiven Stress für unseren Körper. In Sekundenbruchteilen schaltet er auf »Alarm«. Doch im Gegensatz zu einer akuten Gefahr hält diese Anspannung bei Inkontinenz oft dauerhaft an. Entspannung wird zur Ausnahme. Erschöpfung entsteht – körperlich wie seelisch.

Verzweiflung, Hilflosigkeit, Ohnmacht, Wut, Traurigkeit

Zu Scham und Angst gesellen sich weitere Gefühle: Hilflosigkeit, wenn trotz aller Mühe keine Kontrolle zurückkehrt. Ohnmacht, weil man der Situation ausgeliefert scheint. Wut auf den eigenen Körper, die Umstände oder das Schicksal. Traurigkeit über das, was einmal möglich war und verloren ging. Manche Betroffene ziehen sich innerlich zurück, um nicht von Emotionen überrollt zu werden, andere halten dauerhaft Anspannung aufrecht – als müssten sie so die letzte Kontrolle sichern. Beides kostet Kraft, nimmt Freude und Lebendigkeit.

Rückzug, Isolation, Selbstwert

Viele Menschen mit Stuhlinkontinenz beginnen, ihr Leben Schritt für Schritt anzupassen. Was zunächst als Erleichterung empfunden wird – weniger Stress, mehr Kontrolle, mehr Sicherheit –, verwandelt sich nach und nach in Einschränkung. Treffen mit Freundinnen oder Freunden werden seltener, spontane Unternehmungen bleiben aus, Urlaube erscheinen zu riskant. Stattdessen rückt das Zuhause in den Mittelpunkt, als vermeintlich sicherer Ort. Doch der Preis ist hoch: Soziale Kontakte dünnen aus, Einladungen bleiben irgendwann vielleicht ganz aus. Wer den Mut findet, offen über die Gründe zu sprechen, erfährt hoffentlich Verständnis – doch manchmal erntet er auch betretenes Schweigen. Auch das hinterlässt Spuren. Am Selbstwert, an der eigenen Lebendigkeit, am Gefühl, nicht dazuzugehören.

Es entsteht ein Kreislauf des Vermeidens: Rückzug führt zu Einsamkeit, Einsamkeit kann in depressive Episoden münden, die den Rückzug nur noch weiter verstärken. Der Lebensradius wird immer kleiner, die gefühlte Last immer größer.

Reflexionsfragen

Gefühle

Es kann unangenehm sein, sich mit den eigenen Gefühlen zu dieser Situation auseinanderzusetzen. Vielleicht haben Sie vieles lange weggeschoben, um zu funktionieren. Diese Fragen bieten Ihnen die Möglichkeit, kurz innezuhalten und Ihrer inneren Wirklichkeit ein wenig Raum zu geben – ohne Bewertung, nur zur Orientierung.

- Was belastet mich emotional am meisten?
  - Notieren Sie ein, zwei Situationen oder Gefühle, die besonders schwer wiegen – etwa Scham, Angst, Traurigkeit, Wut oder etwas anderes.
- Wie gehe ich normalerweise damit um?
  - Vermeiden Sie eher, überspielen Sie, ziehen Sie sich zurück – oder können Sie darüber sprechen?
- Was gibt mir in schwierigen Momenten Halt?
  - Überlegen Sie, was Ihnen gutgetan hat – ein Mensch, eine Tätigkeit, ein Gedanke, eine Routine.
- Was wünsche ich mir – mehr Erleichterung, mehr Sicherheit, mehr Unterstützung?
  - Fokussieren Sie den innersten Wunsch hinter Ihren Gefühlen.

Notieren Sie 1–2 Punkte, die Sie als Erstes angehen möchten – zum Beispiel eine Person, mit der Sie sprechen wollen, eine Situation, die Sie wieder wagen möchten, oder eine Unterstützung, die Sie sich holen wollen.

Alltag – ein Leben voller Planung und Vorsicht

Stuhlinkontinenz prägt das tägliche Leben in vielen kleinen und großen Momenten. Dinge, die früher selbstverständlich waren, werden plötzlich zu Herausforderungen. Viele Betroffene entwickeln mit der Zeit Strategien, die auf den ersten Blick Sicherheit geben, auf den zweiten aber auch das Leben enger machen. Wege werden nach Toiletten geplant, Kleidung wird unter »Sicherheitsaspekten« ausgewählt, Unternehmungen werden eingeschränkt oder ganz vermieden. All diese Anpassungen sind nachvollziehbar und menschlich – sie schützen und geben ein Stück Kontrolle zurück. Doch gleichzeitig führen sie oft zu einem Alltag voll innerer Anspannung.

Genau darum soll es in den nächsten Abschnitten gehen: um die vielen Bereiche des Alltags, in denen Stuhlinkontinenz spürbar wird.

Arbeitsplatz – zwischen Professionalität und Daueranspannung

Am Arbeitsplatz prallen für Betroffene zwei Welten aufeinander: das Bedürfnis, »funktionieren« zu müssen, und die Angst, dass »es« im falschen Moment passiert. Schon der

Weg ins Büro oder die Fahrt mit öffentlichen Verkehrsmitteln kann ein Risiko darstellen. Auch am Arbeitsplatz selbst stellen sich Fragen wie »Ist eine Toilette frei, wenn es dringend wird?« oder »Gibt es dort ausreichend Papier?«. Besonders schwierig sind Besprechungen, Vorträge oder Kundentermine. Die Angst, mitten im Gespräch aufspringen zu müssen, hält viele davon ab, sich zu Wort zu melden. Manche versuchen, möglichst unauffällig mehrmals am Tag zur Toilette zu gehen – doch auch das kann auffallen und verunsichern. Notlügen wie »Magen verdorben« oder »Blasenentzündung« nutzen sich recht schnell ab. Der Druck wächst, körperlich wie seelisch. Einige Betroffene ziehen sich schließlich im Beruf ganz zurück oder wechseln in weniger belastende Tätigkeiten – eine Sicherheitslösung, die nicht nur auf Kosten von Einkommen, sondern auch von Identität, Teilhabe, Anerkennung, Selbstvertrauen und beruflicher Zufriedenheit geht.

Einkaufen und Freizeit – wenn das Normale zur Herausforderung wird

Ein Einkaufsbummel, ein Konzertbesuch oder ein Abend im Kino sind für viele Menschen etwas ganz Selbstverständliches. Für Stuhlinkontinenz-Betroffene sind solche Unternehmungen oft mit Stress verbunden. Der innere Stadtplan mit den Toiletten für den Weg dorthin wird erweitert um Fragen wie: »Habe ich Wechselkleidung dabei?«, »Kann ich schnell raus, wenn etwas passiert?«, oder »Was sage ich, wenn ich plötzlich verschwinden muss?«. Der Einkauf wird auf ein Minimum reduziert – schnell rein, das Nötigste besorgen, sofort wieder raus. Freizeitaktivitäten fallen weg, wenn sie außerhalb der »sicheren Zone« stattfinden. So wird das Leben peu à peu enger, die Lebensqualität sinkt.

Mobilität und Reisen – Grenzen, wo früher Freiheit war

Reisen bedeutet für viele Menschen Freiheit, neue Eindrücke und Abstand vom Alltag. Für Menschen mit Stuhlinkontinenz kann schon der Gedanke daran Stress auslösen: lange Autofahrten, Staus, Bahnfahrten ohne freie Toilette oder Flüge mit eingeschränkter Bewegungsfreiheit. Auch am Urlaubsort bleiben Fragen wie: »Wo ist die nächste Toilette?«. »Wird sie frei sein, wenn ich sie brauche?« Ausflüge, Hotelzimmer mit dünnen Wänden, ungewohnte Ernährung oder unsichere hygienische Bedingungen können die Sorgen verstärken.

Manche geben das Reisen irgendwann ganz auf, obwohl die Sehnsucht danach bleibt. Andere entwickeln komplexe Strategien, packen große Notfalltaschen oder planen nur noch Urlaube in vertrauter Umgebung. Die Spontaneität und Unbeschwertheit des Reisens gehen verloren.

Schlaf und Erholung – wenn selbst die Nacht unsicher wird

Nachts sollte unser Körper zur Ruhe kommen. Doch wer Sorge hat, dass im Schlaf unbemerkt Stuhl abgeht, schläft selten tief und erholsam. Ein leichter Schlaf, häufiges Aufwachen, Kontrollgänge zur Toilette oder die Angst, das Bett zu verschmutzen, rauben die nächtliche Erholung. Schutzunterlagen oder Vorlagen können zwar ein Gefühl der Sicherheit geben, doch tiefer, erholsamer Schlaf bleibt oft auf der Strecke. Hinzu kommt: Wer tagsüber ohnehin viel Anspannung erlebt, nimmt diese oft mit ins Bett. Das Nervensystem bleibt in »Habachtstellung«. Am Morgen ist man dann schon erschöpft, noch bevor der Tag beginnt. Damit fehlt wiederum die Kraft, mit den Anforderungen des Alltags gelassener umzugehen – ein Kreislauf, der Körper und Seele zusätzlich belastet.

Körperbild – mag ich mich noch?

Unser Körper ist normalerweise ein Zuhause, in dem wir uns bewegen, zeigen und wohlfühlen. Stuhlinkontinenz kann dieses Gefühl tief erschüttern. Wo früher Selbstverständlichkeit war, ist jetzt Unsicherheit. Manche fühlen sich »nicht mehr ganz« oder »gezeichnet«, erleben ihren Körper als unzuverlässig, manchmal sogar als »fehlerhaft«, und schämen sich dafür. Narben erinnern an Operationen. Vorlagen oder andere Hilfsmittel – ganz zu schweigen von einem künstlichen Darmausgang – erinnern an die körperliche Problematik.

Auch die Auseinandersetzung mit der zugrunde liegenden Erkrankung – sei es ein Tumor, eine neurologische Störung oder eine Geburtsverletzung – verändert den Blick auf den eigenen Körper. Vertrauen in ihn geht verloren, das Gefühl von Attraktivität, Normalität oder Selbstwert gerät oft ins Wanken. Nicht selten entsteht auch ein Gefühl von Entfremdung: »Mein Körper macht nicht mehr, was ich will.«

Manche ziehen sich zurück, möchten nicht mehr gesehen oder berührt werden. Andere versuchen, umso stärker zu funktionieren und alles zu verbergen. Beides kostet Kraft – und beides kann das Gefühl, attraktiv oder »normal« zu sein, nachhaltig erschüttern. Körperbild und Selbstwert hängen eng zusammen. Wenn der Blick auf den eigenen Körper leidet, wirkt sich das unweigerlich auch auf Lebensfreude, Beziehungen und Intimität aus.

Sexualität, Intimität, Partnerschaft – wenn aus Nähe Angst wird

Kaum ein Bereich ist so sensibel wie Sexualität. Nähe, Lust und Hingabe leben davon, dass man loslassen kann. Doch genau das wird nahezu unmöglich, wenn im Hinterkopf die Sorge lauert: »Was, wenn etwas passiert?« Schon allein der Gedanke an mögliche Geräusche, Gerüche oder Stuhlverlust kann jede Erregung blockieren. Gleiches gilt für die Sorge, vom Gegenüber bewertet, abgelehnt zu werden. Oft wird Sexualität, sogar Intimität, deshalb vermieden, obwohl das Bedürfnis nach Zärtlichkeit bleibt.

Manche ziehen sich schon bei scheinbar harmlosen Situationen zurück – beim Kuscheln, beim Umarmen, beim gemeinsamen Einschlafen. Denn immer schwingt die Angst mit, dass es zu einer noch intimeren Begegnung kommen könnte. Für Partnerinnen oder Partner ist das schwer zu verstehen, wenn nicht offen darüber gesprochen wird. Der Rückzug wirkt wie Desinteresse, obwohl er eigentlich Schutz ist.

Kleine Missgeschicke in intimen Momenten können peinlich sein – selbst dann, wenn die andere Seite verständnisvoll reagiert. Und auch wenn manche Partnerschaften erstaunlich viel tragen und mit Offenheit, Humor oder Geduld reagieren: Für viele Betroffene bleibt ein Rest von Anspannung.

Mit der Zeit baut sich so nicht selten eine unsichtbare Mauer auf, die Leichtigkeit, Spontaneität und Nähe erschwert. Oft wünschen sich beide Seiten eigentlich dasselbe – Nähe, Geborgenheit, Intimität. Doch Stuhlinkontinenz steht wie ein stiller Dritter im Raum, der nicht nur den Körper, sondern auch die Seele blockiert.

Reflexionsfragen

Folgen im Alltag

Diese Fragen helfen Ihnen, einen ehrlichen Blick auf Ihren Alltag zu werfen – und vielleicht zu entdecken, wo Sie sich etwas Lebensfreude und Lebendigkeit zurückholen möchten.

- Wo belastet mich die Inkontinenz im Alltag am meisten?
  - Notieren Sie Situationen oder Bereiche, die besonders herausfordernd sind – z. B. Arbeit, Einkaufen, Freizeit, Reisen, Schlaf, Nähe.
- Welche Strategien nutze ich, um mich sicher zu fühlen – und tun sie mir gut oder rauben sie mir Energie?
  - Denken Sie an Routinen, Vermeidungen, Planungen, »Notlösungen«.
- Wo wünsche ich mir wieder mehr Leichtigkeit oder Freiheit?
  - Welche Aktivitäten, Wege oder Erlebnisse würden Sie gerne wieder wagen – und was fehlt Ihnen am meisten?
- Was könnte mir konkret helfen, einen kleinen Schritt in diese Richtung zu gehen?
  - Ein Hilfsmittel, ein Gespräch, eine Vorbereitung, eine Person, ein Ritual, ein Ort – oder auch nur ein Gedanke.

Notieren Sie zum Abschluss 1–2 Punkte, die Sie als Erstes in Ihrem Alltag verändern oder ausprobieren möchten.

Zusammenfassung

Stuhlinkontinenz greift tief in das persönliche Erleben ein – in Gefühle, Routinen, Beziehungen. Sich dessen bewusst zu werden, ist ein wichtiger Teil des Verstehens.

Wir haben gesehen: Stuhlinkontinenz kann jede und jeden treffen – Frauen, Männer, Jüngere, Ältere – und die Zahl der Betroffenen ist viel höher, als man denkt. Dabei geht es nie nur um die körperlichen Aspekte. Stuhlinkontinenz hat weitreichende Folgen für den Alltag, Beziehungen, die Seele und das Selbstwertgefühl.

Stuhlinkontinenz betrifft eine hochintime, kulturell stark aufgeladene Körperregion. Probleme und insbesondere Kontrollverlust in diesem Bereich berühren uns tiefer, beschämen uns mehr, lassen uns stärker an uns zweifeln als viele andere Erkrankungen. Scham, Angst und Rückzug wirken hier besonders mächtig – und darum entsteht schnell der Eindruck, allein und hilflos zu sein.

Doch auch das haben wir gesehen: Es sind vor allem die entstehenden Teufelskreise, die Leiden verstärken. Mechanismen greifen ineinander wie Zahnräder. Und doch bedeutet das auch: Sobald ein Rädchen in eine andere Richtung bewegt wird, kann sich der ganze Mechanismus verändern.

Vielleicht haben Sie die Reflexionsfragen genutzt, vielleicht haben sie Ihnen ein wenig geholfen, innezuhalten und in sich hineinzuspüren. Vielleicht haben Sie aber auch gemerkt, wie schwer es ist, sich den eigenen Gefühlen zu stellen, gerade, wenn man sie lange Zeit beiseitegeschoben hat, um zu »funktionieren«. All das ist in Ordnung. Veränderung braucht Zeit – und sie geschieht in Ihrem Tempo.

Im nächsten Teil dieses Buches richten wir den Blick gemeinsam nach vorn. Es geht darum, Wege aus der Erstarrung zu finden, Sicherheit zurückzugewinnen und die Angstspirale zu durchbrechen.

Sie werden sehen: Es gibt medizinische Möglichkeiten, konkrete Hilfen und viele kleine Schritte, die Sie selbst tun können. Schritte, die Kraft geben, die Spontaneität zurückbringen – und damit Lebensfreude.

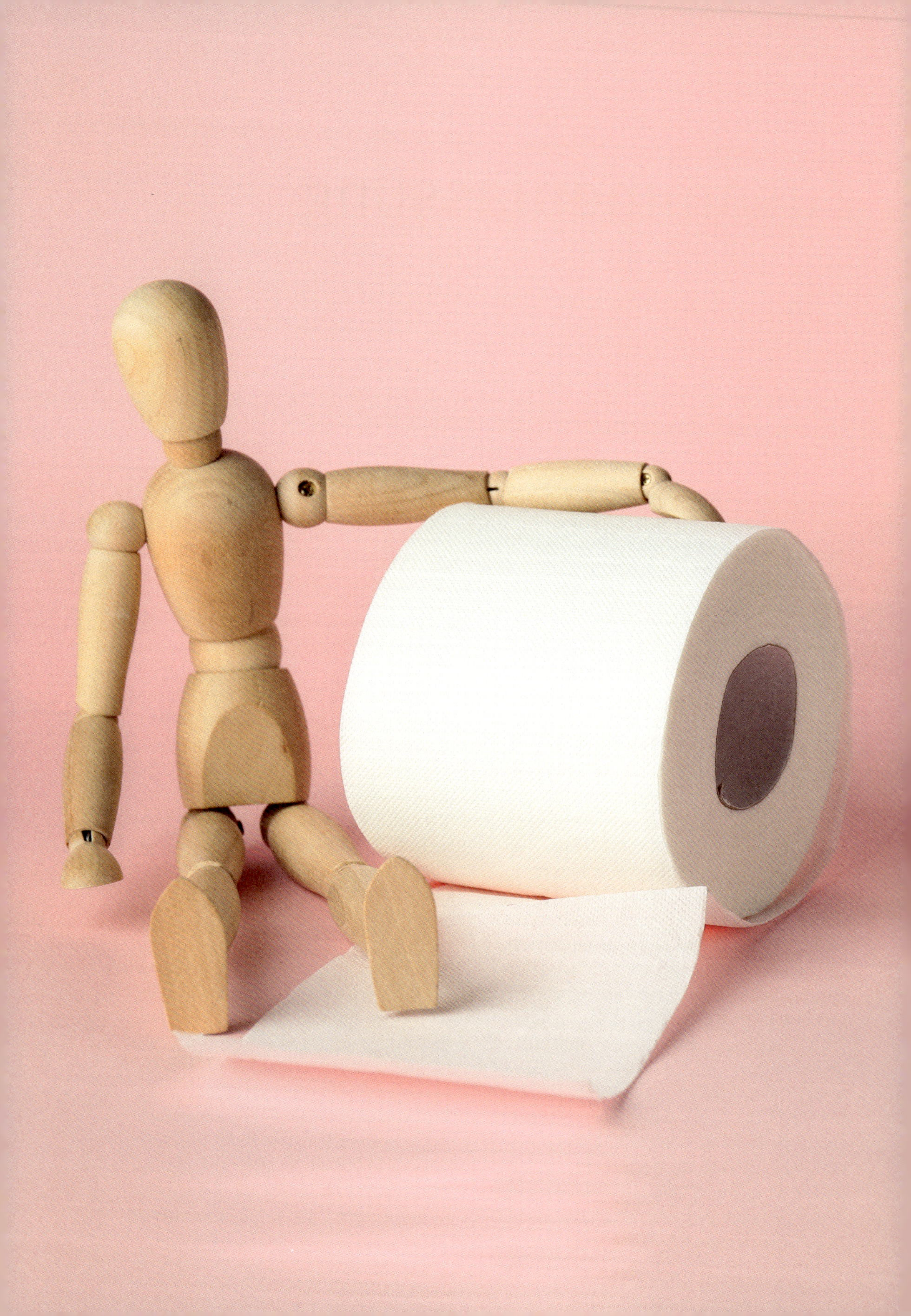

Der Weg zurück ins Leben

Der Weg zurück ins Leben beginnt mit kleinen, mutigen Schritten.

Schritt für Schritt

Sehen wir uns an, welche konkreten Schritte Sie unternehmen können, um wieder mehr Kontrolle und Lebensqualität zurückzugewinnen.

Stuhlinkontinenz – das haben wir gesehen – ist nicht gleich Stuhlinkontinenz und meist auch kein isoliertes Problem. Häufig entsteht sie aus einem Zusammenspiel verschiedener Faktoren. Doch genau darin liegt auch eine Chance: Wenn wir die vielfältigen Zusammenhänge verstehen und gezielt an den richtigen Stellen ansetzen, lässt sich viel bewegen. In den meisten Fällen kann sich die Situation spürbar verbessern. Dafür braucht es allerdings Geduld, Ihre aktive Mitarbeit und den Mut, Veränderungen zuzulassen.

Wir werden uns nun fünf zentrale Schritte ansehen, die Sie – ganz in Ihrem eigenen Tempo – gehen können. Jeder ist eine Etappe, die Ihnen hilft, ein Stück Kontrolle zurückzuerlangen: vom ersten Eingeständnis, dass Unterstützung sinnvoll ist, bis hin zu konkreten Maßnahmen und Behandlungsmöglichkeiten. Manche Schritte lassen sich sofort in Ihrem Alltag umsetzen, andere brauchen etwas mehr Zeit oder erfordern genauere medizinische Abklärung. Alle jedoch sind entscheidend, um aus den Teufelskreisen herauszufinden und wieder mehr Selbstwirksamkeit und Lebensfreude zu gewinnen. Veränderung beginnt selten mit einem großen Sprung. Sie beginnt mit einem kleinen Schritt. Und dann mit dem nächsten. Schritt für Schritt.

Fünf Schritte

Sehen wir uns zunächst im Überblick an, wie Ihr Weg zurück zu mehr Sicherheit, Kontrolle und Lebensqualität aussehen kann.

1. Scham, Annahme, Mut – Sie sind nicht allein

Stuhlinkontinenz, das haben wir bereits besprochen, ist ein Thema, das oft schambesetzt ist. Vielen Menschen fällt es schwer, darüber zu sprechen – oder es sich selbst einzugestehen. Der erste, und vielleicht auch schwierigste, Schritt besteht genau darin: ehrlich zu sich zu sein und anzuerkennen: »Ja, das passiert mir.« Das ist kein »Sich-Abfinden«. Vielmehr schafft dieser Schritt eine wichtige

Grundlage: Er macht es möglich, Unterstützung zu suchen und den Weg in Richtung Veränderung zu öffnen. Wichtig für Sie ist zu wissen: Sie sind nicht allein. Viele andere erleben Ähnliches, und es gibt Fachleute, die Sie begleiten können. Genau hier beginnt Ihr Weg zurück zu mehr Lebensqualität.

2. Darüber sprechen

Der Gedanke, das Schweigen zu brechen, kann Angst machen. Und doch ist genau das ein wichtiger Schritt. Der Austausch mit einer vertrauten Person oder einer Fachfrau bzw. einem Fachmann kann entlasten, Druck nehmen und neue Perspektiven eröffnen. Manchmal bringt schon das Aussprechen Ordnung in Gedanken und Gefühle. Kommunikation ist mehr als Reden – sie ist oft der Anfang von Lösungen.

3. Erste Schritte in eigener Regie

Nach dem Annehmen und dem ersten Sprechen darüber, geht es nun darum, ins Tun zu kommen. Auch ohne endgültige Diagnose können Sie einiges im Alltag ausprobieren: kleine Veränderungen bei Ernährung und Trinkmenge, das Führen eines Tagebuchs, den Einsatz einfacher Hilfsmittel oder unterstützender Routinen. Diese Maßnahmen ersetzen keine ärztliche Abklärung – aber sie geben Ihnen etwas Entscheidendes zurück: das Gefühl, nicht ausgeliefert zu sein. Und genau dieses Erleben von Einfluss und Selbstwirksamkeit ist ein wichtiger Schritt zurück zu mehr Sicherheit.

4. Abklärung der Ursache

Der vierte Schritt führt in die Arztpraxis. Das fällt vielen schwer, denn es bedeutet, über etwas sehr Intimes zu sprechen – und den Po zu zeigen. Scham und Unsicherheit sind hier völlig normal. Gleichzeitig ist dieser Schritt wichtig, um zu verstehen, was hinter Ihrer Stuhlinkontinenz steckt – oder was ausgeschlossen werden kann. Mit dieser Abklärung entsteht Orientierung. Und es eröffnen sich dadurch Behandlungsmöglichkeiten, die wirklich zu Ihrer Situation passen.

5. Behandlungsmöglichkeiten

Die Untersuchung hat gezeigt, wo die Ursachen liegen – jetzt geht es darum, gemeinsam mit Fachleuten die Behandlung so auszuwählen, dass sie zu Ihrem Leben passt. Manchmal sind es kleine Veränderungen im Alltag oder unterstützende Maßnahmen, manchmal braucht es zusätzlich eine gezielte Therapie oder auch eine Operation. Es gibt nicht den einen richtigen Weg. Entscheidend ist, dass Sie sich mit der Behandlung wohlfühlen und Schritt für Schritt wieder mehr Vertrauen in Ihren Körper – und dadurch mehr Lebensqualität – gewinnen.

Von der Idee ins Tun

Diese fünf Schritte sind kein starrer Plan, den man einmal von oben nach unten abarbeitet. Sie greifen ineinander, wiederholen sich, verlaufen manchmal im Kreis und manchmal mit Umwegen. Entscheidend ist: Sie bleiben in Bewegung. Jeder Schritt, auch wenn er klein erscheint, bringt Sie weiter auf Ihrem ganz persönlichen Weg.

In den nächsten Kapiteln schauen wir uns jeden Schritt einzeln an, vertiefen ihn und Sie erhalten Anregungen, was Sie ganz praktisch in Ihrem Alltag umsetzen können. So wird aus einer Idee nach und nach ein Tun – in Ihrem eigenen Tempo.

Schritt 1: Scham überwinden – Mut finden

Scham ist mächtig – doch wenn Sie sich ihr stellen, verliert sie ein Stück ihrer Macht.

Dieser erste Schritt bedeutet nicht, sofort aktiv zu werden oder Lösungen umzusetzen. Auch nicht, alles zu verstehen und schon einen Plan zu haben. Vielmehr bedeutet er, sich sich selbst zuzuwenden. Nach innen zu schauen. Und anzuerkennen, dass da etwas Aufmerksamkeit braucht.

Für dieses Innehalten, das Hinschauen und die Ehrlichkeit, sich der eigenen Wahrheit – und der Scham – zu stellen, braucht es Mut.

Vom Anerkennen und Annehmen

Anerkennen und Annehmen sind kein Zeichen von Schwäche oder Resignation. Sie bedeuten nicht, sich abzufinden, sondern sich ehrlich der Realität zu stellen. Wer sich die Wahrheit eingesteht, schafft ein Stück Abstand zu Scham und Ohnmacht. Der Blick kann sich wieder ins Jetzt und nach vorn richten – dorthin, wo Veränderung möglich ist.

Sie sind nicht allein

Es gibt viele Menschen, die Ähnliches erleben. Es gibt Fachleute, die sich genau mit diesen Themen befassen und Sie mit Herz und Verstand unterstützen. Und es gibt Menschen in Ihrem Umfeld, die Sie vielleicht überraschen – mit Verständnis, Mitgefühl oder ganz praktischer Hilfe. Sie müssen diesen Weg nicht allein gehen. Und Sie haben das Recht, sich Unterstützung zu holen.

Mutig sein

Mut bedeutet nicht, keine Angst zu haben. Mut bedeutet, trotz der Angst einen Schritt zu wagen. Das kann heißen, jemanden ins Vertrauen zu ziehen. Oder ärztliche Hilfe in Anspruch zu nehmen. Mut bedeutet auch, sich selbst zuzugestehen: »Ich habe ein Recht darauf, dass es mir besser geht.« Genau in diesem Moment beginnt Veränderung. Sie werden sehen: Sobald dieser erste Schritt getan ist, öffnen sich Türen – hin zu Lösungen, die vorher kaum vorstellbar schienen. Menschen, die Sie unterstützen, sind da, um zuzuhören, zu helfen und gemeinsam mit Ihnen einen Weg zu finden.

Erste Hilfestellungen

»Scham überwinden« ist kein Gedanke, den man einfach einmal fasst und dann abhakt. Es ist ein Prozess: etwas anzuerkennen, das Sie vielleicht lange verdrängt oder allein getragen haben, und sich darin neu zu orientieren. Sie finden hier einen kleinen Werkzeugkasten zu Ihrer Unterstützung. Die Vorschläge sind kein Pflichtprogramm, sondern ein Angebot. Sie sollen Ihnen helfen, den ersten inneren Schritt zu gehen, in Ihrem Tempo und ohne Druck. Vor allem soll er Ihnen dabei helfen, das Gefühl von Ausgeliefertsein hinter sich zu lassen und wieder ein Stück Handlungsfähigkeit zu gewinnen.

Innere Bestandsaufnahme

Nehmen Sie sich einen ruhigen Moment und fragen Sie sich ehrlich: Was genau macht mir am meisten Angst? Wofür schäme ich mich am meisten? Manchmal hilft es, die einzelnen Aspekte – z. B. Geruch, »Unfälle«, Reaktionen anderer – klar zu benennen, statt sie als diffuses »Ganz-schlimm-Gefühl« stehen zu lassen. Bekommen Gefühle konkrete Worte, verlieren sie oft etwas von ihrem überwältigenden Charakter.

Entlastende Perspektive

Erinnern Sie sich daran: Stuhlinkontinenz ist ein medizinisches Problem – kein persönliches Versagen. Sie dürfen Hilfe suchen, genauso wie bei anderen Beschwerden auch, sei es bei Rückenschmerzen oder einer Grippe. Diese Perspektive kann Scham mildern und den Weg zur Unterstützung leichter machen.

Gedanken aufschreiben

Notieren Sie spontan, wie Ihr Leben ohne diese Beschwerden aussehen würde. Was wäre im Alltag anders – ganz konkret? Diese Übung stärkt oft die Motivation für die nächsten Schritte. Sie erinnert Sie daran, wofür Sie losgehen: für mehr Freiheit, mehr Ruhe, mehr Lebensqualität.

»Erster Satz«

Formulieren Sie einen einfachen Satz, den Sie einer Ärztin, einem Arzt oder einer Vertrauensperson sagen könnten. Zum Beispiel: »Ich habe Schwierigkeiten, meinen Stuhl zu halten, und möchte das abklären lassen.« Es hilft, wenn man die Worte schon gefunden hat, bevor man in einer angespannten Situation steht.

Zum Schluss: Sie müssen nicht alles auf einmal tun. Sie dürfen es in Ihrem eigenen Tempo machen, Schritt für Schritt. Und jeder kleine Schritt zählt.

Reflexionsfragen

Schritt 1

- Welche Ängste oder Sorgen halten mich davon ab, mir einzugestehen, dass ich Unterstützung brauche?
- Wie kann ich mir selbst mehr Mitgefühl entgegenbringen, wenn ich an meine Beschwerden denke?
- Was würde sich für mich verändern, wenn ich den ersten Schritt gehe?

Schritt 2: Darüber sprechen

Schweigen schützt vor Scham – doch es nimmt auch die Möglichkeit, Unterstützung zu bekommen. Ein Gespräch kann mehr bewirken, als man im ersten Moment glaubt.

Schon die Vorstellung, das Thema auszusprechen, fühlt sich an wie ein Sprung ins kalte Wasser? Da ist Angst, jemanden einzuweihen? Die Sorge, belächelt, nicht ernst genommen oder abgelehnt zu werden? Oder die Befürchtung, andere mit der Schwere des Themas zu belasten?

Genau hier liegt die Bedeutung dieses zweiten Schritts: Das Schweigen zu brechen. Wenn Sie Worte für Ihr Erleben finden, verändert sich etwas. Sie müssen nicht alles auf einmal erzählen – und auch nicht die »perfekte« Person oder den perfekten Moment wählen. Den gibt es ohnehin nicht. Schon die Entscheidung, überhaupt zu sprechen, kann ein Stück Erleichterung bringen – und Türen öffnen.

Wie Sie den Anfang finden

»Sprechen Sie darüber.« – das ist leicht gesagt. Vielleicht hatten Sie die Worte schon auf der Zunge und haben sie im letzten Moment wieder heruntergeschluckt. Vielleicht denken Sie: »Ich weiß gar nicht, wie ich anfangen soll – und schon gar nicht mit wem.«

Wem können Sie sich anvertrauen?

Für manche Menschen ist eine vertraute Person der erste sichere Ort – eine Freundin, der Partner, jemand aus der Familie. Für andere ist es leichter, sich zuerst an eine Fachperson zu wenden. Wieder andere beginnen anonym: in einer Selbsthilfegruppe, bei einer telefonischen Beratung oder in einem Online-Forum. Es gibt hier kein »richtig« oder »falsch«.

Fragen Sie sich: Wo fühle ich mich sicher genug, um ehrlich zu sein?

Türöffner

Oft blockiert nicht das »Ob« oder das »Wer«, sondern das »Wie«. Falls es Ihnen schon mehrfach passiert ist, dass Sie Ihre Worte im letzten Moment wieder heruntergeschluckt haben oder Sie gar nicht so genau wissen, wie Sie anfangen sollen, kann ein »einfacher« Einstieg helfen:

- »Ich habe ein Thema, das mir unangenehm ist, aber mich sehr belastet.«
- »Ich habe ein Problem, über das ich bisher nicht gesprochen habe.«
- »Ich habe Beschwerden mit dem Darm, über die ich sprechen möchte.«
- »Es fällt mir nicht leicht, das anzusprechen – aber ich brauche Ihren Rat.«

Es kann hilfreich sein, den Satz aufzuschreiben und ihn nochmal anzusehen. Das bringt Klarheit in dem Moment, in dem die Angst einsetzt. Sie dürfen auch den Rahmen setzen, etwa mit dem Wunsch: »Bitte hören Sie mir erst einmal zu«, oder »Ich brauche noch keine Lösung.«

Vorbereitung hilft

Auch nachdem die Tür einmal geöffnet ist, kann sich ein Gespräch unangenehm anfühlen. Worte, die eben noch im Kopf waren, verschwinden plötzlich, Scham legt sich wie ein Gewicht auf die Zunge – und ehe man sich versieht, sitzt man da und nickt nur, obwohl noch so viele Fragen im Raum stehen.

Überlegen Sie vorab: Welche Fragen sind mir wichtig? Was möchte ich mitteilen? Sind es konkrete Beschwerden oder eher die Auswirkungen im Alltag? Was wünsche ich mir von diesem Gespräch – erst einmal erzählen, erste Tipps bekommen, einen Termin vereinbaren oder hätte ich gerne eine Überweisung? Welche Reaktion würde mir guttun – Verständnis, Zuhören, konkrete Hilfe?

Wenn Sie sich das vorher klar machen, geben Sie dem Gespräch einen roten Faden. Notizen im Vorfeld können dabei helfen. Nehmen Sie sie mit ins Gespräch. Nichts ist frustrierender, als eine Praxis zu verlassen mit dem Gefühl, wichtige Fragen nicht gestellt oder etwas Wesentliches nicht gesagt zu haben. Mit ein wenig Vorbereitung sorgen Sie dafür, dass Sie nicht nur den Mut aufbringen, das Gespräch zu beginnen, sondern auch die Informationen und Unterstützung bekommen, die Sie brauchen.

Beispiele für Fragen könnten sein:

- »Welche Behandlungsoptionen gibt es für meine Form der Inkontinenz?«
- »Können meine Medikamente Einfluss auf die Beschwerden haben?«
- »Sollte ich bestimmte Untersuchungen machen lassen?«
- »Gibt es Dinge, die ich selbst im Alltag tun kann, um es besser zu kontrollieren?«

So haben Sie im Gespräch eine kleine Stütze – und stellen sicher, dass Sie nach dem Arztbesuch nicht mehr offene Fragen haben als vorher.

Wenn das Gespräch nicht so läuft, wie Sie hoffen

Vielleicht haben Sie Angst, dass Ihr Gegenüber ausweicht, das Thema herunterspielt oder unbeholfen reagiert. Das kann passieren. Manche Menschen sind mit so viel Offenheit überfordert, andere haben selbst Schamgefühle, die sie auf Sie übertragen. Das kann wehtun und Sie im ersten Moment zurückwerfen. Doch es sagt mehr über die andere Person aus als über Sie.

Nicht jedes Gespräch muss gelingen. Trotzdem lohnt es sich. Denn genauso gut können Sie Verständnis, Mitgefühl und echte Unterstützung erfahren – manchmal sogar dort, wo Sie es nicht erwartet hätten.

Wenn ein Gespräch nicht trägt, dürfen Sie weitergehen und jemand anderen suchen. Ihre Geschichte verdient Gehör. Lassen Sie sich nicht entmutigen. Jeder Versuch, Worte zu finden, bringt Sie der Unterstützung näher, die Sie brauchen.

Sehen Sie diese »holprigen« Gespräche auch als Übung: Sie probieren sich aus, finden Worte, spüren, wo es leichter oder schwerer fällt. Selbst wenn ein Gespräch enttäuschend war, haben Sie doch etwas Wichtiges getan – Sie haben gesprochen, nicht geschwiegen. Das allein ist ein Schritt, der zählt.

Und vielleicht entdecken Sie mit der Zeit, dass es nicht nur »die eine richtige Person« gibt, der man sich anvertrauen kann, sondern dass mehrere Menschen in Ihrem Leben eine Rolle spielen können: eine Ärztin für die medizinische Seite, eine Freundin für das Herz, eine Beratungsstelle für praktischen Rat. Unterstützung verteilt sich oft auf mehrere Schultern – und das ist völlig in Ordnung.

Warum Reden so wichtig ist

Sobald Sie aussprechen, was Sie bisher allein getragen haben, verändert sich etwas Entscheidendes: Die Last verteilt sich. Worte wirken dabei wie ein Ventil: Sie lassen Druck entweichen und machen Platz für neue Gedanken und Möglichkeiten. Die Isolation verliert an Macht.

Manche Menschen schaffen es, sofort offen zu reden. Andere brauchen Tage, Wochen oder sogar Monate, bis die Worte überhaupt über die Lippen kommen. Beides ist völlig in Ordnung. Entscheidend ist nicht das Tempo oder das »perfekt machen«, sondern, dass Sie den Schritt des »Sich-Öffnens« überhaupt tun.

Warum Reden noch wichtig ist? Es ist oft der erste praktische Schritt, um Unterstützung ins Leben zu holen – sei es, um einen Arzttermin zu vereinbaren, eine Überweisung zu bekommen oder einfach herauszufinden, an wen Sie sich überhaupt wenden können. So entsteht ein Anfang, hin zu einem Weg, auf dem Sie nicht mehr alles allein tragen müssen. Wollen Sie es versuchen?

Reflexionsfragen

Schritt 2

- Mit wem möchte ich am ehesten über meine Beschwerden sprechen?
- Was könnte mir helfen, Mut und die ersten Worte zu finden?
- Welche Reaktion wünsche ich mir von meinem Gegenüber – und wie kann ich das im Gespräch deutlich machen?
- Was könnte sich für mich verändern, wenn ich diesen Schritt gehe – und die Last nicht mehr allein tragen muss?
- Wie möchte ich reagieren, wenn jemand nicht so reagiert, wie ich es mir wünsche?
- Was könnte mir in diesem Moment helfen, ruhig zu bleiben und bei mir zu bleiben?
- Wen könnte ich als zweite Anlaufstelle wählen, falls das erste Gespräch enttäuschend verläuft?
- Was nehme ich mir aus einem misslungenen Gespräch trotzdem Positives mit?

Schritt 3: Erste Schritte für den Alltag in eigener Regie

Auch ohne genaue Diagnose können Sie schon heute damit beginnen, Ihrem Alltag mehr Sicherheit zu geben und sich ein Stück Kontrolle zurückzuholen.

Vielleicht spüren Sie nach den ersten beiden Schritten – dem Annehmen und dem ersten Sprechen darüber – bereits etwas mehr Klarheit oder Mut. Jetzt geht es darum, ins Handeln zu kommen. Die folgenden Maßnahmen ersetzen keine ärztliche Abklärung, doch sie sind mehr als bloße »Überbrückung«: Sie helfen, Unfälle seltener werden zu lassen, Belastungen zu verringern und den Kopf freier zu bekommen. Vor allem geben sie Ihnen das Gefühl, nicht einfach ausgeliefert zu sein. Sie gestalten aktiv mit – und das ist ein wichtiger Schritt auf Ihrem Weg zu mehr Lebensqualität.

»Starterpaket« – 3 Basics für sofort

Schon einfache Maßnahmen können spürbar etwas verändern: Sie geben Sicherheit, verringern die innere Anspannung und zeigen: Sie können selbst aktiv werden. Aus »Ich kann nichts machen« wird »Ich kann zumindest dieses eine tun«. Es sind vielleicht einfache Dinge – aber sie wirken. Und vor allem: Sie können sofort damit anfangen. Dafür möchte ich Ihnen ein kleines Starterpaket vorstellen: drei Basics, die sich direkt in Ihren Alltag integrieren lassen.

Überblick gewinnen – das erweiterte »Stuhltagebuch«

Ein Tagebuch zu führen klingt vielleicht simpel – tatsächlich ist es eines der hilfreichsten Werkzeuge, die Sie selbst in der Hand haben. Es hilft Ihnen, genauer hinzusehen: nicht nur auf den Stuhlgang an sich, sondern auf das Zusammenspiel von Darm, Ernährung, Alltag und Gefühlen. Wenn Sie über mindestens vier Wochen aufschreiben, wie es Ihnen geht, zeigen sich oft Zusammenhänge, die sonst leicht verborgen bleiben. Im Kasten (Seite 74) finden Sie nützliche Fragen zur Selbstbeobachtung.

Mit der Zeit entsteht so ein Bild, das Ihnen Hinweise gibt: Beschwerden treten vielleicht nach bestimmten Mahlzeiten auf, an hektischen Tagen oder nach Nächten mit wenig Schlaf. Manchmal kann schon das bewusste Beobachten etwas verändern – der Darm wird ruhiger, weil Sie achtsamer mit sich umgehen. Und es gibt noch einen weiteren Vorteil: Für das ärztliche Gespräch ist das Führen eines Stuhltagebuches sehr wertvoll. Sie bringen Ihre Beobachtungen bereits mit und müssen sich nicht alles aus dem Gedächtnis zusammensuchen. So entsteht ein klareres Bild – für Sie und für die Fachleute.

Stuhl regulieren – Ihr Weg zur »guten Wurst«

Bei Stuhlinkontinenz dreht sich vieles um die Stuhlkonsistenz. Ist der Stuhl zu weich, dünnflüssig oder sehr hart, wird es schwer, ihn zu kontrollieren – selbst dann, wenn Muskeln und Nerven eigentlich gut arbeiten. Eine gezielte Stuhlregulation ist deshalb oft einer der wirksamsten Hebel, um Sicherheit und Kontrolle zurückzugewinnen.

Manchmal reichen schon einfache Veränderungen: mehr Ballaststoffe, ausreichend trinken, regelmäßige Bewegung, weniger Stress und ein Darmmilieu, das im Gleichgewicht ist. Doch nicht immer genügt das. Dann kann der Darm zusätzliche Unterstützung brauchen – und hier kommen Hilfsmittel ins Spiel, die sich seit Jahren bewährt haben.

Allen voran die Flohsamenschale: Sie ist so etwas wie das Allroundtalent unter den pflanzlichen Helfern. Ob der Stuhl zu weich, zu hart oder einfach unregelmäßig ist – Flohsamen-

Fragen zur Selbstbeobachtung – eine erste Checkliste

Schon das Aufschreiben kann helfen, Muster zu erkennen und etwas Abstand zu gewinnen. Die folgenden Fragen sind kein Test, den Sie »bestehen« müssen. Sie sind eine Einladung zur Selbstbeobachtung – und eine gute Grundlage für das ärztliche Gespräch.

- Wie häufig gehe ich zur Toilette – und »kommt« dabei auch Stuhl?
- Spüre ich den Stuhldrang rechtzeitig? Wie lange kann ich ihn aufhalten? Oder kommt er sehr plötzlich – vielleicht sogar unbemerkt?
- Wie ist die Stuhlkonsistenz? Eher weich oder flüssig, gut geformt, hart oder wie kleine »Köttel«?
- In welchen Situationen treten Probleme besonders häufig auf? Zu Hause oder unterwegs, beim Sport, beim Husten oder Lachen – oder scheinbar ohne erkennbaren Auslöser?
- Gibt es zusätzliche Beschwerden? Etwa Blähungen, Bauchschmerzen, Juckreiz, Hautreizungen, Druckgefühl im Becken, verspannte Kiefermuskulatur oder Probleme beim Wasserlassen?
- Wie läuft der Stuhlgang ab? Muss ich stark pressen, »nachhelfen« oder mehrmals hintereinander zur Toilette? Spüre ich beim Pressen Gewebe im Intim- oder Afterbereich?
- Welche Rolle spielen Stress, Schlafmangel oder bestimmte Nahrungsmittel?
- Habe ich Kinder geboren? Wenn ja, wie verliefen die Geburten?
- Gab es Verletzungen, Operationen oder Erkrankungen, die eine Rolle spielen könnten? Zum Beispiel Diabetes, neurologische Erkrankungen oder eine Bestrahlung im Unterbauch?

Stuhl in Bestform – warum sich das lohnt

- **Mehr Kontrolle:** Gut geformter Stuhl lässt sich leichter halten – und wird früher wahrgenommen.
- **Weniger Drang:** Geformter Stuhlgang reizt den Enddarm weniger, »Notfälle« treten seltener auf.
- **Bessere Entleerung:** Gut geformter Stuhl lässt sich vollständiger und in einer Portion entleeren.
- **Saubere Verhältnisse:** Die »gute Wurst« hinterlässt kaum Rückstände am Anus. Das schont die Haut.
- **Gut fürs Darmmilieu:** Flohsamenschalen liefern lösliche Ballaststoffe, die das Darmmilieu unterstützen und dem Mikrobiom als Nahrung dienen können.

schalen können ihn in eine Form bringen, die besser kontrollierbar ist. Auch Chia- oder Leinsamen sowie Heilerde können hilfreich sein. Nicht alles wirkt bei jedem gleich, und manches ist bei Inkontinenz nicht ideal. Es lohnt sich, auszuprobieren, was zu Ihnen passt.

Wichtig ist: Stuhlregulation bedeutet nicht, dass »nur« der Darm behandelt wird. Sie schafft das Fundament, auf dem viele weitere Maßnahmen aufbauen – vom Beckenbodentraining bis hin zu operativen Verfahren. Oft sind es kleine Anpassungen mit großer Wirkung. Und das Beste: Vieles davon können Sie sofort selbst ausprobieren und später, falls nötig, gemeinsam mit Ihrem Behandlungsteam feinjustieren. Ein Hinweis noch: Ballaststoffe sind wichtig, doch steigern Sie die Menge langsam – vor allem, wenn Sie bisher eher wenig davon gegessen haben. Und auch bei Durchfall gilt: Trinken Sie ausreichend. Das ist wichtig für die Wirkung von Flohsamenschalen und hilft zugleich, Flüssigkeitsverluste auszugleichen. Am besten eignen sich Wasser, ungesüßte Kräutertees oder – gelegentlich – verdünnte Fruchtsäfte.

In »Schritt 5« (Seite 97) erfahren Sie ausführlicher, wie Sie die Stuhlkonsistenz gezielt beeinflussen können, welche pflanzlichen Helfer sich bewährt haben, wann Medikamente sinnvoll sind – und wie sich all das gut an Ihre persönliche Situation anpassen lässt.

Po-Pflege im Alltag

Der Po leistet Tag für Tag Schwerstarbeit – und gerade bei Stuhlinkontinenz braucht er besonderen Schutz. Weicher Stuhl, Feuchtigkeit und häufiges Reinigen können die Haut reizen, rissig machen oder wund scheuern. Mit ein paar einfachen Gewohnheiten lässt sich das gut verhindern (Seite 76).

Natürlich sind diese Maßnahmen keine endgültigen Lösungen, doch sie helfen, den Alltag ein bisschen leichter zu machen – und sie zeigen Ihnen: Sie können selbst aktiv werden. Dieses Gefühl von Handlungsspielraum nimmt Druck und schafft eine gute Grundlage für alles Weitere.

Mein Rat: Beginnen Sie mit diesen Basics ganz ohne Stress. Sehen Sie sie nicht als Pflicht, sondern als Einladung an Ihren Körper. Manche Veränderungen spüren Sie vielleicht schon bald, andere brauchen Zeit und Geduld. Doch nochmal: jeder Schritt, den Sie gehen, ist ein Schritt in die richtige Richtung.

Po-Hygiene – warum sie so wichtig ist

Po-Hygiene ist weit mehr als Sauberkeit: Sie ist ein zentraler Baustein für Wohlbefinden und Hautschutz und die Vorbeugung gegen Reizungen.

Die Haut rund um den After ist ein Hochleistungsorgan. Sie muss elastisch sein, feinste Signale wahrnehmen, abdichten und gleichzeitig Bewegungen zulassen. Damit sie all das leisten kann, braucht sie Aufmerksamkeit – nicht erst bei Beschwerden, sondern am besten schon im Alltag. Bei Stuhlinkontinenz kommt der Hautpflege eine besondere Bedeutung zu. Denn Feuchtigkeit, Stuhlreste oder häufiges Reinigen belasten die Haut stark. Die empfindliche Rosettenhaut kann »aufweichen«, mit Juckreiz, kleinen Rissen oder Entzündungen reagieren – und es entsteht leicht ein Teufelskreis: Reizungen führen zu mehr Putzen, mehr Putzen zu noch mehr Jucken und weiteren Reizungen.

Die Ausgangslage

Die Haut um den After ist von Natur aus leicht gefältelt, fast wie kleine Sonnenstrahlen. Diese Fältchen sind normal, können sich bei Reizungen jedoch entzünden oder anschwellen. Manche Menschen haben zusätzliche Hautfalten am Afterrand, sogenannte Marisken, die die Reinigung erschweren können. Auch die Anatomie des Po-Gebietes spielt eine Rolle: Ein eher flach liegender After lässt sich leichter reinigen, während ein tiefer Trichteranus einen Feuchtigkeitsstau begünstigen kann. All das sind ganz normale Unterschiede von Mensch zu Mensch – sie erfordern einfach eine individuell angepasste Pflege. Hinzu kommt: Hygiene ist kulturell geprägt. In manchen Ländern wird nach dem Stuhlgang überwiegend gewischt, in anderen gewaschen. Medizinisch entscheidend ist nicht die Methode, sondern, dass die Haut sauber, trocken und intakt bleibt.

Wasser schlägt alles

Klares Wasser ist die sanfteste und zugleich wirksamste Art der Reinigung. Es entfernt Stuhlreste gründlich, ohne die Haut zu scheuern oder mit Zusätzen zu belasten. Seifen – selbst pH-neutrale Intimwaschlotionen – können den natürlichen Säureschutzmantel angreifen, die Haut austrocknen und Reizungen begünstigen. Auch Feuchttücher sind problematisch: Sie enthalten häufig Duft- oder Konservierungsstoffe, die Allergien auslösen können. Zudem sind sie aus ökologischer Sicht ungünstig.

Gerade wenn die Haut bereits gereizt ist, gilt: Weniger ist mehr. Reinigen Sie so sanft und so kurz wie möglich, und verzichten Sie auf Produkte, die die Haut unnötig belasten. Für unterwegs reicht oft schon eine kleine Wasserflasche oder eine mobile Podusche. Sie reinigen gründlicher und angenehmer als mehrfaches Wischen mit Papier.

Sanft trocknen statt rubbeln

Mindestens so wichtig wie die Reinigung ist das Trocknen. Starkes Reiben mit Toilettenpapier – besonders wenn es rau oder hart ist – verschlimmert Hautprobleme oft. Schonender ist es, die Haut vorsichtig trocken zu tupfen. Bei empfindlicher oder gereizter Haut kann es sogar sinnvoll sein, den Bereich auf niedrigster Stufe mit einem Föhn zu trocknen. Das klingt ungewöhnlich, ist aber eine bewährte Empfehlung vieler Proktologinnen und Proktologen. Unterwegs kann ein weiches Taschentuch oder eine kleine Vlieskompresse hilfreich sein.

Po-Pflege im Alltag

Die Afterregion ist nicht nur beim Stuhlgang belastet. Wärme, Schweiß, Reibung, enge Kleidung oder langes Sitzen können die Haut ebenfalls strapazieren – auch unabhängig von einer Stuhlinkontinenz. Atmungsaktive Unterwäsche aus Baumwolle, möglichst ohne harte Nähte, nimmt Feuchtigkeit besser auf als synthetische Materialien. Wer viel schwitzt oder lange sitzt, profitiert davon, die Unterwäsche zwischendurch zu wechseln. Nach Sport, Schwimmen oder an heißen Tagen lohnt sich eine kurze Reinigung mit Wasser – und anschließend gründliches Trocknen.

Bei Frauen

Wichtig: Beim Reinigen oder Duschen sollte immer von vorn nach hinten gewischt oder der Wasserstrahl entsprechend gelenkt werden. So wird verhindert, dass Darmkeime in Scheide oder Harnröhre gelangen.

Kurz gesagt

Eine intakte, gepflegte Haut ist der beste Schutz, den wir haben. Klares Wasser, sanftes Trocknen, atmungsaktive Kleidung und kleine Vorsorgemaßnahmen unterwegs helfen, die empfindliche Region gesund zu halten. Pflege bedeutet hier nicht Übertreibung, sondern Aufmerksamkeit – konsequent, aber sanft.

Achtsamkeit und Nervensystem

Darm, Beckenboden und Nervensystem sind eng miteinander verbunden. Wenn wir gestresst sind, schaltet der Körper in den Alarmmodus: Muskeln spannen sich an, der Beckenboden wird hart, der Darm stoppt – oder reagiert über. In diesem Zustand ist es fast unmöglich, den Stuhlgang zu kontrollieren. Für Verdauung und Entleerung braucht es das Gegenteil: innere Ruhe. Dann kommt der Parasympathikus ins Spiel – jener Teil des Nervensystems, der für »rest and digest« zuständig ist. Die Verdauung kommt in Gang, der Beckenboden kann entspannen.

Ihr Nervensystem ist Teil der Lösung

Vielleicht haben Sie selbst schon bemerkt: Kleine Pausen im Alltag verändern etwas. Ob ein kurzer Spaziergang, eine Tasse Tee, ein Bad oder ein paar Minuten sanftes Dehnen – danach gelingt der Toilettengang oft besser. Die Erfahrung zeigt: Ihr Nervensystem ist ein zentraler Faktor. Und Sie können es beeinflussen. Es geht dabei nicht darum, perfekt zu entspannen. Viel wichtiger ist es, kleine Momente zu finden, in denen Ihr Körper herunterfahren darf.

Drei Mini-Übungen für den Start

Drei Atemzüge: Bleiben Sie kurz stehen oder setzen Sie sich hin. Legen Sie eine Hand auf den Bauch. Atmen Sie langsam durch die Nase ein, bis der Bauch sich hebt. Atmen Sie doppelt so lange wieder aus. Zählen Sie dabei langsam in Gedanken mit. Drei Runden genügen, um das Nervensystem spürbar zu beruhigen.

Erdung im Sitzen: Stellen Sie beide Füße fest auf den Boden. Spüren Sie die Sitzbeinhöcker auf dem Stuhl. Lassen Sie Schultern und Kiefer locker. Atmen Sie ruhig ein und aus. Ein bis zwei Minuten bewusst im Körper ankommen – das verschiebt den inneren Schalter weg vom Alarm hin zur Ruhe.

Anspannen und Loslassen: Spannen Sie Po und Beckenboden für zwei Sekunden bewusst an. Lassen Sie dann wieder locker. Wiederholen Sie das zwei- bis dreimal. Oft fällt das anschließende Loslassen leichter als gedacht.

Jeder Moment, in dem Ihr Nervensystem zur Ruhe kommt, ist ein Schritt hin zu mehr Sicherheit, Kontrolle und Vertrauen in Ihren Körper.

Unterwegs – Strategien für mehr Sicherheit

Was bedeutet »ganz normales Leben«, wenn die Kontinenz nicht mehr verlässlich ist? Dinge, die früher selbstverständlich waren – essen gehen, Einkaufen, Arbeiten, Freundinnen treffen, unterwegs sein – brauchen plötzlich Planung. Aus Spontaneität wird Vorsicht, und fast immer schwingt Sorge mit. Mit ein paar einfachen Strategien lässt sich ein Stück Sicherheit zurückgewinnen.

Das Notfalltäschchen

Vielen von Stuhlinkontinenz Betroffenen gibt es Sicherheit, unterwegs immer ein kleines Notfallset dabeizuhaben. Darin Platz finden sollten eine Einlage oder Windelhose, eine Ersatzunterhose, ein paar weiche Vlieskompressen, etwas Toilettenpapier oder ein Einmalwaschlappen und ein kleiner Beutel für den Müll oder verschmutzte Wäsche. Je nach Bedarf auch eine Podusche oder ein kleines Fläschchen Wasser. Schon das Wissen »Ich bin vorbereitet« entspannt. Weniger Stress wirkt sich wiederum positiv auf Darm und Beckenboden aus. Praktisch ist es, wenn dieses Set immer am gleichen Platz in der Tasche liegt – so greifen Sie im Ernstfall automatisch danach.

Gezielte Stuhlregulation – praktische Hilfe für unterwegs

Manchmal reicht Vorbereitung allein nicht aus. Für bestimmte Situationen – etwa eine längere Fahrt, ein wichtiger Termin oder eine Reise – kann es sinnvoll sein, den Stuhl im Vorfeld gezielt zu bremsen. Bewährt hat sich hier Loperamid. Es verlangsamt die Darmbewegung und macht den Stuhl fester. Geeignet ist es jedoch nur bei chronisch weichem oder dünnem Stuhl – nicht bei jeder Form der Stuhlinkontinenz und auch nicht bei akuten Durchfällen. Wichtig ist daher immer, den Einsatz ärztlich abzusprechen.

Nutzen Sie Loperamid ergänzend, wenn Flohsamenschalen oder andere Maßnahmen allein nicht ausreichen. Viele Betroffene berichten, dass sie sich bereits entspannter fühlen, wenn sie ein oder zwei Kapseln dabeihaben. Oft genügt schon dieses Wissen, um innere Anspannung zu reduzieren. Mehr zu den Möglichkeiten der medikamentösen Stuhlregulation finden Sie in Schritt fünf.

Notfall-Übung – Handbremse bei Drang und Panik

Wenn plötzlich starker Drang oder Panik auftritt – in der Bahn, im Meeting oder auf der Straße –, kann eine kleine innere »Handbremse« helfen:

- Bleiben Sie, wenn möglich, kurz stehen oder setzen Sie sich hin.
- Atmen Sie einmal ruhig tief ein und langsam wieder aus.
- Spannen Sie den Beckenboden sanft an, als wollten Sie den Drang für einen Moment auffangen.
- Atmen Sie dann bewusst in den Bauch, zählen Sie innerlich »eins, zwei, drei, vier« beim Einatmen und »eins, zwei, drei, vier« beim Ausatmen.

Diese kleine Kombination aus Atmung, sanfter Aktivierung und Beruhigung kann helfen, ein Stück Kontrolle zurückzugewinnen, bis Sie eine Toilette erreichen.

Im Ernstfall – runterregeln statt in Panik verfallen

Spätestens wenn doch etwas passiert, schaltet der Körper blitzschnell in den Alarmmodus. Auch hier gilt es, für einen Moment innezuhalten: Beide Füße fest auf den Boden stellen, langsam in den Bauch einatmen, bis fünf zählen, kurz innehalten, langsam bis fünf ausatmen. Zwei bis drei Runden konzentriert atmen und das Nervensystem fährt runter. Mit klarem Kopf lässt sich besser entscheiden: Was ist jetzt der nächste Schritt? Wo ist die nächste Toilette?

»Danach« – den Kopf frei bekommen

Ein Missgeschick lässt sich nicht rückgängig machen, doch Sie können entscheiden, wie Sie damit umgehen. Atmen Sie durch, richten Sie sich auf und gehen Sie weiter.

Vielen hilft es, sich zu sagen: »Es war unangenehm, aber ich bin nicht ausgeliefert.« Sich danach bewusst etwas Gutes zu tun – etwa eine kleine Pause, einen kurzen Spaziergang, eine Tasse Tee oder ein Anruf bei einer vertrauten Person, kann entlastend sein. So bekommt das Erlebnis einen Abschluss und überschattet nicht den ganzen Tag.

Mehr Platz nutzen – keine Scheu vorm Behinderten-WC

Scheuen Sie sich nicht, ein Behinderten-WC zu benutzen. Es bietet mehr Platz und oft Ablagefläche. Man muss keine sichtbare Einschränkung haben, um es nutzen zu dürfen. Viele Gründe – etwa eine chronisch-entzündliche Darmerkrankung, ein künstlicher Darmausgang oder chronische Durchfälle – sind von außen nicht erkennbar. Falls jemand kritisch schaut: Atmen Sie durch. Sie müssen sich nicht rechtfertigen. Es gibt viele Gründe dafür, dass Menschen diese Toiletten brauchen. Menschen, die wirklich darauf angewiesen sind, haben in der Regel Verständnis.

Apps – kleine Helfer auf dem Handy

Das Handy kann im Alltag mit Stuhlinkontinenz mehr sein als nur Ablenkung. Apps können den Alltag erleichtern, ersetzen aber keine ärztliche Untersuchung und keine persönliche Beratung.

Besonders hilfreich sind Toilettenfinder-Apps: Sie zeigen auf einen Blick, wo sich die nächste öffentliche Toilette befindet – auch im Ausland. Selbst Navigations-Apps wie Google Maps bieten inzwischen diese Funktion, wenn Sie »öffentliche Toilette« eingeben.

Andere Apps unterstützen beim Führen eines Symptomtagebuchs und machen so Muster sichtbar oder lassen mögliche Auslöser erkennen. Manche erinnern regelmäßig an das Beckenbodentraining, andere geben kleine Motivationsanstöße oder dienen zur Steuerung eines implantierten Darmschrittmachers.

Auch digitale Gesundheitsanwendungen (DiGAs) können eine wertvolle Unterstützung sein. Einige sind direkt auf den Beckenboden ausgerichtet und bieten strukturierte Trainingsprogramme mit Übungen und Erinnerungsfunktionen. Andere setzen bei Stress, Depressionen oder Ernährung an – Faktoren, die die Kontinenz deutlich beeinflussen können. Sie können ärztlich verordnet und die Kosten von den Krankenkassen übernommen werden. Fragen Sie nach.

Ein Tipp zur Auswahl: Achten Sie darauf, wo Ihre Daten gespeichert werden, wer Zugriff darauf hat und ob die App als Medizinprodukt zugelassen ist. Ein CE-Siegel oder eine Empfehlung durch eine Fachgesellschaft sind gute Anhaltspunkte. Eine kleine Auswahl finden Sie im Anhang dieses Buches.

Euroschlüssel – ein kleiner Schlüssel mit großer Wirkung

Ein weiteres praktisches kleines Hilfsmittel ist der Euro-Schlüssel. Er öffnet in vielen europäischen Ländern barrierefreie Toiletten. Erhältlich ist er über den Club Behinderter und ihrer Freunde (CBF) oder online. Voraussetzung sind ein ärztliches Attest und ein Grad der Behinderung. Wer den Schlüssel besitzt, findet unterwegs schneller ein Örtchen – nicht lange suchen, sondern einfach aufschließen.

Unterwegs zu sein wird mit Stuhlinkontinenz vielleicht nie wieder ganz ohne Planung möglich sein. Doch mit Vorbereitung und passenden Strategien lässt sich viel Sicherheit zurückgewinnen. Hilfsmittel wie Apps, ein Notfalltäschchen oder der Euroschlüssel helfen, wieder loszugehen – damit das Leben nicht an der Haustür endet.

Praktisches für den Alltag

Manchmal sind es die kleinen Dinge, die den Alltag mit Stuhlinkontinenz spürbar erleichtern. Natürlich lösen sie nicht die Ursache des Problems, doch sie geben Sicherheit, reduzieren Stress und helfen, Situationen entspannter zu bewältigen. Probieren Sie aus, was für Sie passt. Manches wird sofort hilfreich sein, anderes vielleicht gar nicht. Auch das ist eine wertvolle Erfahrung.

Einlagen, Vorlagen und Inkontinenzhosen

Viele Menschen denken bei Inkontinenzprodukten sofort an eine dicke, auffällige »Seniorenwindel« – und lehnen das Thema innerlich ab. Dieses Bild wird der Realität längst nicht mehr gerecht. Heute gibt es eine große Bandbreite diskreter, angenehm zu tragender Lösungen: vom dünnen Pad für kleine Mengen bis zu saugstarken Pants für längere Unternehmungen.

Einlagen sind für viele Betroffene zunächst die erste Wahl. Wichtig ist, sie regelmäßig zu wechseln. Die Region um den After sollte nicht dauerhaft feucht oder verschmutzt sein – sonst kann es zu Hautreizungen, Entzündungen und schmerzhaften kleinen Verletzungen kommen. Gerade bei leichtem Stuhlschmieren ist es oft hilfreich, eine Vlieskompresse direkt vor den After oder in die Gesäßfalte zu legen. Herkömmliche Vorlagen oder Einlagen erreichen die Afterhaut oft nicht so nah. Achten Sie dabei unbedingt auf weiche Materialien – kratzige Kompressen aus der klassischen Wundversorgung sind hier ungeeignet. Unsterile Kompressen im Großpack sind für diese Anwendung übrigens völlig ausreichend. Am After muss nichts steril sein.

Inkontinenzhosen (sog. Windelhosen) oder spezielle Einmalunterwäsche sitzen körpernah, fangen Stuhl zuverlässig auf und sind unauffällig unter der Kleidung zu tragen. Auch Periodenunterwäsche oder ähnliche Produkte können zusätzliche Sicherheit geben, selbst wenn sie nicht ausdrücklich als medizinische Hilfsmittel gedacht sind.

All diese Möglichkeiten geben vielen Betroffenen im Alltag ein Gefühl von Sicherheit – und genau das kann helfen, den Kreislauf aus Anspannung, Angst und Kontrollverlust zu durchbrechen. Manche sind als Hilfsmittel verordnungsfähig. Bei entsprechender Diagnose können sie ärztlich verschrieben und die Kosten in vielen Fällen von der Krankenkasse übernommen werden. Die Auswahl im Rahmen von Kassenverträgen ist allerdings häufig begrenzt. Deshalb lohnt es sich, zusätzlich im Sanitätshaus oder auch im Drogeriemarkt verschiedene Modelle anzuschauen und auszuprobieren, um das individuell Passende zu finden.

Es gibt noch weitere Hilfsmittel, die verordnungspflichtig sind, z. B. Analtampons (Seite 104). Hier sollten Sie mit Ihrer Ärztin oder Ihrem Arzt Möglichkeiten abklären.

Kleidung – praktisch und diskret

So banal es klingt: Auch die richtige Kleidung kann ein stilles Hilfsmittel sein. Unempfindliche Farben, atmungsaktive Stoffe und eher lockere Schnitte nehmen im Alltag oft spürbar Druck. Ergänzt um eine kleine Wechselgarnitur in Tasche oder Auto – neben dem bereits erwähnten »Notfalltäschchen« –, senken sie den Stresspegel bei vielen deutlich. Für Stomatragende gibt es inzwischen spezielle Unterwäsche und Bademode, die den Beutel diskret fixiert und zusätzlich Sicherheit bietet. Auch geruchshemmende Versorgungsmaterialien, etwa mit Aktivkohle oder Silberionen, können Unsicherheiten reduzieren und das Gefühl von Kontrolle stärken.

Nicht alle diese Dinge sind im Hilfsmittelkatalog enthalten, können jedoch häufig steuerlich geltend gemacht – oder bei vorhandenem Pflegegrad – über Pflegeleistungen zumindest teilweise bezuschusst werden.

Den Darmrhythmus nutzen

Unser Darm arbeitet in Rhythmen – einer der wichtigsten ist der sogenannte gastrokolische Reflex. Er sorgt dafür, dass der Dickdarm aktiv wird, sobald Nahrung im Magen ankommt. Besonders morgens nach dem Frühstück ist dieser Reflex oft deutlich spürbar. Vielleicht kennen Sie das: Der erste Kaffee ist kaum ausgetrunken, und schon meldet sich der Darm. Nehmen Sie diesen Impuls ernst. Wenn Sie sich in diesem Moment bewusst ein paar Minuten Zeit für die Toilette nehmen, unterstützen Sie Ihren Darm dabei, einen verlässlicheren Rhythmus zu entwickeln. Das kann nicht nur Verstopfung lindern, sondern auch Nachschmieren reduzieren – weil sich der Enddarm vollständiger entleert.

Einläufe, Klistiere und Zäpfchen – kleine Helfer für den Notfall

Auch rektale Hilfen wie Einläufe, Klistiere oder Abführzäpfchen können in bestimmten Situationen entlasten. Sie ermöglichen eine gezielte Entleerung des Enddarms – etwa vor einer längeren Unternehmung oder dann, wenn trotz Stuhldrangs kein Stuhlgang möglich ist. So kann für einige Stunden »Sicherheit« entstehen: Ist der Enddarm leer, kann nichts »Ungeplantes« passieren. Wichtig ist: Diese Mittel sind – zumindest ohne ärztliche Rücksprache – nicht für die regelmäßige tägliche Anwendung gedacht. Sie wirken mechanisch oder medikamentös reizend und können bei Dauergebrauch die Schleimhaut irritieren oder die natürliche Entleerungsmechanik stören. Für einzelne, bewusst geplante Situationen können sie jedoch eine hilfreiche Unterstützung sein.

Anal- und Rektalduschen – gründlich sauber, entspannt in den Tag

Anders als Poduschen oder Bidets, die ausschließlich von außen reinigen, spülen Anal- und Rektalduschen den Enddarm von innen. Sie sind keine »Abführmittel« wie Zäpfchen oder Klistiere, sondern eine sanfte Möglichkeit, den Mastdarm gezielt zu entleeren. Gerade bei weichem oder klebrigem Stuhl bleiben häufig kleine Reste im Enddarm zurück. Eine kleine Spülung kann diese lösen und so vor unangenehmen »Schmierunfällen« schützen. Gleichzeitig wird so die empfindliche Afterhaut entlastet, da sie weniger lange mit Stuhl in Kontakt kommt – Juckreiz und Hautreizungen kann dadurch vorgebeugt werden. Schon geringe Wassermengen von 50 bis 150 Millilitern reichen dafür aus.

Die Anwendung ist einfach: Ein weicher Aufsatz wird wenige Zentimeter in den After eingeführt, lauwarmes Wasser läuft langsam ein – je nach System über eine Handpumpe, einen kleinen Ball oder mit leichtem Wasserdruck. Wichtig ist, behutsam vorzugehen: mit wenig Druck und nur so viel Wasser, wie nötig ist. Anal- und Rektalduschen können bei geeigneter Anwendung auch regelmäßig genutzt werden, ohne die Schleimhaut zu reizen. Sie sind im Sanitätshaus oder online erhältlich und bei medizinischer Indikation grundsätzlich verordnungsfähig. Viele

Betroffene berichten, dass sie sich dadurch sicherer fühlen und Termine oder Unternehmungen deutlich entspannter wahrnehmen.

Mein Tipp: Probieren Sie eine Anal- oder Rektaldusche zunächst in Ruhe zu Hause aus – am besten morgens, wenn der Darm ohnehin aktiv ist, zum Beispiel nach dem Frühstück oder einer Tasse Kaffee.

Was darüber hinaus möglich ist

Vielleicht fragen Sie sich: »Und wenn das alles nicht reicht?« Dann gibt es weitere Behandlungsmöglichkeiten, die ärztlich begleitet werden – von Medikamenten über Biofeedback und Elektrostimulation bis hin zu speziellen Hilfsmitteln oder operativen Verfahren. Diese Maßnahmen gehören in fachkundige Hände. Für den Alltag müssen Sie sich damit zunächst nicht beschäftigen. Es ist jedoch gut zu wissen, dass es sie gibt. Im weiteren Verlauf des Buches erfahren Sie, welche dieser Möglichkeiten in welcher Situation sinnvoll sein können.

Das ganz normale Leben

Das »ganz normale Leben« besteht nicht nur aus Arztbesuchen und Strategien, sondern aus Arbeit, Freizeit, Familie, Partnerschaft und Intimität. Gerade in diesen Bereichen wird Stuhlinkontinenz oft am stärksten spürbar – weil wir hier eigentlich frei, spontan und unbeschwert sein möchten. Daher möchte ich Ihnen ein paar Anregungen geben, wie Sie in unterschiedlichen Lebenssituationen Sicherheit gewinnen und sich Stück für Stück wieder Freiraum zurückholen können. Es sind keine Patentrezepte, sondern Impulse zum Ausprobieren. Erlauben Sie sich, neue Wege zu testen und herauszufinden, was für Sie im Alltag funktioniert.

Arbeit und Beruf – mit Stuhlinkontinenz im Alltag bestehen

Arbeit bedeutet für viele von uns mehr als Einkommen. Sie gibt Struktur, soziale Kontakte, Anerkennung und ein Stück Normalität. Wenn die Kontinenz nicht mehr verlässlich ist, kann der Arbeitsplatz jedoch schnell zu einem Ort ständiger Anspannung werden. Besprechungen, Kundentermine, lange Wege oder allein das Gefühl, nicht jederzeit zur Toilette gehen zu können, erzeugen Druck. Viele Betroffene berichten, dass schon der Gedanke an ihren Arbeitstag Unruhe oder sogar körperliche Beschwerden auslöst. Doch auch hier gibt es Möglichkeiten, die Belastung zu verringern und die eigene Sicherheit zu stärken.

Praktische Vorkehrungen: Konkrete Tipps lassen sich an dieser Stelle nur eingeschränkt geben – denn Arbeitsplatzsituationen sind sehr unterschiedlich, genauso wie das Ausmaß der Stuhlinkontinenz und der persönliche Umgang damit. Daher empfehle ich zuallererst: Versuchen Sie, etwas Distanz zu Ihren Ängsten zu gewinnen, und schauen Sie sich Ihren Arbeitsplatz einmal bewusst unter bestimmten Blickwinkeln an: Wie weit ist es bis zur Toilette? Gibt es Rückzugsmöglichkeiten? Ist Toilettenpapier vorhanden – und falls nicht, könnte man selbst welches deponieren? Vielleicht können Sie sich ein kleines »Arbeitsplatz-Notfalltäschchen« in die Schublade legen, damit im Ernstfall alles griffbereit ist. Auch ein kurzer Rundgang am Morgen kann entlasten: Welche Toiletten sind sauber, wo gibt es ausreichend Papier, in welcher Kabine fühle ich mich ungestört? Allein diese Vorbereitung nimmt häufig schon innerlich Stress.

Verbündete finden: Oft ist es leichter, wenn man sich am Arbeitsplatz einer Person anvertraut – einer Kollegin, einem Kollegen oder einer Vertrauensperson. Nicht alle müssen alles wissen. Doch eine Person, die versteht, warum man manchmal plötzlich aufsteht, den Platz im Meeting bewusst wählt oder zwischendurch kurz rausgeht, kann enormen Rückhalt geben. Auch Gespräche über mangelhafte Toilettenbedingungen, fehlendes Papier oder defekte Schlösser sind legitim und können sinnvoll sein. Wer ein Problem anspricht, gibt sich selbst die Erlaubnis, gesehen zu werden – und verändert damit manchmal sogar die Situation für viele andere.

Innere Strategien für Stressmomente: Die größte Belastung am Arbeitsplatz ist häufig nicht das tatsächliche Malheur, sondern die Angst davor. Schon eine Besprechung kann Herzklopfen auslösen, weil die Vorstellung, aufstehen zu müssen, unangenehm ist. Hier helfen kleine, innere Übungen, die unauffällig sind – und dennoch Wirkung zeigen. Halten Sie zwischendurch immer mal wieder kurz inne. Spüren Sie Ihre Füße fest auf dem Boden oder Ihre Sitzbeinhöcker auf dem Stuhl. Richten Sie dabei Ihre Wirbelsäule auf, atmen Sie ein- oder zweimal bewusst tief in den Bauch oder legen Sie Ihre Hände auf den Unterbauch. Diese kleinen Unterbrechungen helfen, den inneren Alarm herunterzufahren. Spüren schafft Kontakt zum Körper, bringt Sie ins Hier und Jetzt und vermittelt Halt. Manchmal ist auch die Orientierung im Außen am hilfreichsten: Welche Farben sehe ich gerade? Was ist alles grün? Welche Geräusche kann ich hören? Das unterbricht Gedankenkreisen und beruhigt das Nervensystem.

Kleine Bewegungspausen einbauen: Auch wenn Sie bei der Arbeit überwiegend sitzen, lassen sich kleine Bewegungspausen einbauen. Stehen Sie alle ein bis zwei Stunden kurz auf, strecken Sie sich oder lassen Sie die Schultern kreisen. Schon dreißig Sekunden reichen, um Spannung loszulassen. Wer regelmäßig kleine Bewegungseinheiten einstreut, unterstützt damit nicht nur den Darm, sondern signalisiert auch dem Nervensystem: Ich bin handlungsfähig.

Den Arbeitsplatz aktiv mitgestalten: Manchmal lässt sich auch organisatorisch etwas

Mini-Pausen für das Nervensystem

- **Atmen am Schreibtisch:** Beide Füße auf den Boden stellen, Hände auf den Unterbauch legen, zwei bis drei ruhige Bauchatmungen. Fast unsichtbar – auch mitten in einem Meeting.
- **Mikro-Erdung:** Spüren Sie Ihre Sitzbeinhöcker auf dem Stuhl. Nehmen Sie Kontakt zu Ihrem Körper und dem Hier und Jetzt auf: »Ich bin hier, ich habe Halt.«
- **Orientierung im Raum:** Schauen Sie sich unauffällig um: Welche Farben sehen Sie? Welche Geräusche hören Sie? Das lenkt die Aufmerksamkeit vom Drang weg und beruhigt das Nervensystem.
- **Kurze Bewegungspause:** Wenn möglich, aufstehen, die Beine lockern, kurz die Schultern kreisen lassen. Schon 30 Sekunden helfen, Spannung loszulassen.

verändern. Vielleicht können Sie im Meeting einen Platz wählen, von dem aus Sie leicht hinausgehen können, bei längeren Veranstaltungen Pausen einplanen oder im Außendienst vorab die Toilettensituation klären. Es geht nicht darum, perfekt abgesichert zu sein. Es geht um das Gefühl, vorbereitet zu sein. Weg von Ausgeliefert sein hin zu mehr Selbstwirksamkeit.

Soziales Leben – Familie, Freundeskreis, Freizeit

Soziale Kontakte gehören zu unserem Leben wie Essen und Schlafen. Treffen mit Freundinnen und Freunden, gemeinsame Unternehmungen mit der Familie, Reisen, Feiern oder einfach ein spontaner Kaffee mit Kolleginnen und Kollegen – all das macht unser Leben lebendig. Mit Stuhlinkontinenz geraten solche Momente jedoch oft in den Hintergrund.

Vielleicht kennen Sie Gedanken wie »Was, wenn es unterwegs passiert?«, »Wie erkläre ich das, wenn ich plötzlich zur Toilette muss?« oder »Ich will niemandem zur Last fallen«. Diese Sorgen sind nachvollziehbar. Doch sie müssen nicht bedeuten, dass Gemeinschaft für Sie nicht mehr möglich ist.

Ein erster hilfreicher Schritt kann sein, für sich selbst zu klären, welche Situationen besonders belastend sind. Ist es die lange Zugfahrt? Das Sitzen in einem Restaurant? Die Angst vor Geruch oder vor fehlenden Toiletten? Wenn Sie Ihre persönlichen Stolpersteine kennen, können Sie gezielt vorsorgen.

Strategien für mehr Freiheit: Ihr Notfalltäschchen kann auch bei privaten Unternehmungen Sicherheit geben. Für manche ist es zudem hilfreich, Gastgeberinnen oder engen Freundinnen offen Bescheid zu sagen, etwa: »Ich habe eine Darmproblematik, manchmal muss ich sehr schnell zur Toilette.« Viele Betroffene erleben, dass das offene Ansprechen weniger belastend ist als die ständige Angst, »entdeckt« zu werden.
Auch Planung kann Druck herausnehmen: Informieren Sie sich vorab, wo Toiletten sind. Verabreden Sie sich zunächst lieber in vertrauten Umgebungen. Manchmal helfen auch kürzere Zeiträume – statt eines ganzen Abends vielleicht erstmal nur eine Stunde. Schritt für Schritt wächst so das Vertrauen, dass soziale Kontakte möglich sind, ohne dass Sie sich komplett ausgeliefert fühlen.

Innere Mini-Pausen: Manchmal reicht schon ein kleiner Moment innerer Aufmerksamkeit, um Anspannung zu senken:

- Spüren Sie bewusst Ihre Füße am Boden, wenn Sie im Café sitzen.
- Atmen Sie langsam ein und doppelt so lang wieder aus, während Sie zuhören.
- Nehmen Sie bewusst die Umgebung wahr: Stimmen, Gerüche, Farben. So verlagern Sie die Aufmerksamkeit vom »Was wäre wenn?« zurück ins Hier und Jetzt.

Familie und Nähe: Gerade im familiären Umfeld spielen Erwartungen eine große Rolle. Vielleicht haben Sie das Gefühl, »funktionieren« zu müssen, um niemanden zu enttäuschen. Doch auch hier gilt: Sie dürfen Ihre Grenzen kennen und benennen. Erklären Sie, dass Sie vielleicht nicht immer alles mitmachen können, aber trotzdem dazugehören möchten. Oft reichen kleine Anpassungen: ein kürzerer Ausflug, ein Treffpunkt mit Toiletten in der Nähe, flexible Zeiten. So bleiben Nähe und Teilhabe möglich, ohne dass Sie sich überfordern.

Freizeit und Reisen: Kino, Konzerte, Sport oder Reisen sind mit Stuhlinkontinenz nicht ausgeschlossen – sie brauchen lediglich Vorbereitung. Prüfen Sie Toilettenangebote vor Ort, wählen Sie Sitzplätze am Rand, planen Sie Pausen ein. Viele Betroffene berichten, dass sie Veranstaltungen wieder genießen konnten, sobald sie wussten: »Ich habe meinen Plan B.« Genau das macht den Unterschied zwischen Anspannung und Vorfreude aus.

Soziale Kontakte sind kein Luxus – sie sind ein Grundbedürfnis. Stuhlinkontinenz erschwert vieles, aber sie muss nicht bedeuten, dass Sie Ihr Leben nur noch in Ihren vier Wänden verbringen. Mit kleinen Strategien, ein wenig Vorbereitung und ehrlicher Kommunikation können Sie Schritt für Schritt zurückfinden in Begegnungen, die Ihr Leben reich machen.

Partnerschaft und Sexualität

Eine Partnerschaft lebt von Nähe, Vertrauen und geteilten Momenten. Doch wenn Stuhlinkontinenz ins Spiel kommt, steht oft ein Elefant im Raum: die Sorge vor einem Malheur im falschen Moment, die Angst, abgelehnt zu werden, das Gefühl, nicht mehr attraktiv zu sein. Dazu häufig die Unsicherheit, wie – oder ob – man Scham, Bedürfnisse und Wünsche ansprechen darf. Viele Betroffene ziehen sich dann zurück – innerlich wie äußerlich. Doch genau dieser Rückzug verstärkt Distanz, führt zu Missverständnissen oder dem Gefühl von Entfremdung. Schweigen macht Nähe schwerer. Sprechen hingegen kann Türen öffnen.

Offen miteinander reden – auch über das, was schwerfällt. Es kostet Mut, die eigenen Ängste, Grenzen und Bedürfnisse zu benennen. Doch genau darin liegt der Schlüssel, um Nähe wieder zuzulassen. Es geht nicht darum, dass Wünsche erfüllt werden müssen – sondern darum, sie überhaupt auszusprechen. Vielleicht wünschen Sie sich mehr Ruhe, Verständnis in stressigen Situationen oder, dass Ihr Partner oder Ihre Partnerin die Problematik einfach »mitdenkt«. Genauso wichtig ist es, die andere Seite zu hören: Auch Ihr Gegenüber hat Gedanken, Gefühle, Wünsche, Sorgen – und eigene Unsicherheiten. Manchmal fühlt sich die andere Person ebenso hilflos wie Sie selbst. Wenn beide Personen Raum bekommen, entsteht Verbindung statt Missverständnis. Erst dann werden Absprachen, Konsens und gemeinsame Lösungen möglich. Manchen Paaren hilft es, feste Gesprächszeiten einzurichten – kleine Zwiegespräche, in denen jede Person abwechselnd ein paar Minuten spricht, während die andere nur zuhört, ohne zu kommentieren. Das klingt einfach, ist es aber nicht immer. Und doch erleben viele, dass gerade diese Struktur echte Aufmerksamkeit und Nähe entstehen lässt.

Neue Begegnungen und Partnersuche: Nicht alle Betroffenen leben in einer festen Partnerschaft. Vielleicht sind Sie Single oder überlegen, ob Sie sich wieder auf eine neue Beziehung einlassen können. In dieser Situation kann Stuhlinkontinenz – oder auch ein Stoma – wie eine unsichtbare Barriere wirken: »Wie soll ich das jemandem sagen?« – »Wann ist der richtige Zeitpunkt?« – »Wird mich dann überhaupt noch jemand wollen?«

Die gute Nachricht: Nähe und neue Beziehungen sind möglich. Oft hilft es, zuerst bei sich selbst anzufangen. Was bedeutet Intimität für mich? Welche Formen von Nähe fühlen sich gut und stimmig an? Wenn Sie darüber für sich mehr Klarheit haben, fällt es leichter, dies auch anderen zu zeigen. Vertrauen wächst nicht auf einmal, sondern Schritt für Schritt – und manchmal braucht es einfach die Erfahrung, dass Offenheit nicht automatisch zu Ablehnung führt.

Sexualität – wenn Scham und Angst im Weg stehen. Sexualität ist für viele Menschen ohnehin ein sensibles Thema. Mit Stuhlinkontinenz wird es noch komplexer. Gedanken wie »Was, wenn etwas passiert?« oder »Bin ich so noch attraktiv?« nehmen häufig viel Raum ein. Narben nach Operationen, ein künstlicher Darmausgang, Senkungsbeschwerden oder Schmerzen beim Geschlechtsverkehr können das Körperbild und das Selbstvertrauen zusätzlich beeinträchtigen. Die Angst vor Gerüchen, unkontrollier-

Alltag leichter machen – Tipps für Darm und Beckenboden

Neben den »Po-Basics« und den weiteren kleinen Alltagshelfern gibt es einige grundlegende Maßnahmen, die im Alltag oft mehr bewirken, als man denkt. Es muss nicht alles auf einmal sein – manchmal reicht schon eine kleine Veränderung. Wählen Sie etwas aus, das Sie gerade gut umsetzen können, und beobachten Sie, wie Darm und Beckenboden darauf reagieren. Schritt für Schritt entsteht so ein persönliches Repertoire von Strategien, die Sicherheit und Erleichterung geben.

Bewegung

Ihr Darm liebt Bewegung. Schon ein flotter Spaziergang von 20 bis 30 Minuten am Tag kann helfen, die Verdauung in Schwung zu bringen. Auch mehrere kurze Bewegungseinheiten über den Tag verteilt sind wirksam: die Treppe statt des Aufzugs, kurze Wege zu Fuß statt mit dem Auto. Jeder Schritt zählt – und Ihr Darm dankt es Ihnen.

Weniger Druck auf den Beckenboden

Übergewicht belastet nicht nur die Gelenke, sondern auch den Beckenboden. Bereits eine moderate Gewichtsabnahme von fünf bis zehn Prozent kann die Situation spürbar verbessern. Das bedeutet nicht, dass Sie strenge Diäten beginnen müssen – oft reichen schon kleine, nachhaltige Veränderungen, um das Wohlbefinden zu steigern.

Sitzzeiten unterbrechen

Lange Sitzen macht den Darm träge. Versuchen Sie, mindestens alle 60 Minuten kurz aufzustehen, sich zu strecken oder ein paar Schritte zu gehen. Das tut nicht nur dem Rücken gut, sondern hält auch den Darm aktiver.

Medikamente prüfen

Viele Medikamente – auch frei verkäufliche – können Stuhlgang und Kontinenz beeinflussen. Deshalb ist es sinnvoll, alles, was Sie einnehmen, einmal aufzuschreiben und gemeinsam mit Ihrer Ärztin oder Ihrem Arzt zu überprüfen. Oft finden sich hier einfache Stellschrauben.

Rauchstopp

Rauchen schadet nicht nur Lunge und Herz, sondern beeinflusst auch die Durchblutung – und damit Darm, Schließmuskeln und Beckenboden. Weniger zu rauchen ist ein Gewinn: für Ihre Kontinenz und Ihre Gesundheit insgesamt.

Toilettengang – eine alltägliche Herausforderung

Zur Toilette gehen sollte das Normalste der Welt sein – leider ist es das nicht immer.

Die richtige Haltung – warum ein Fuß-Hocker Wunder wirkt

Die bei uns übliche 90-Grad-Sitzhaltung auf der Toilette knickt den Mastdarm ab. Mit leicht erhöhten Füßen richtet sich der Darm auf – ähnlich wie in der Hocke – und der Stuhl fließt leichter ab. Ein kleiner Hocker, ein Kinderfußtritt oder auch ein umgedrehter Papierkorb reichen aus.

Wichtig ist: Atmen Sie ruhig, entspannen Sie sich und hetzen Sie sich nicht. Verzichten Sie möglichst aufs Pressen. Das ist besonders wichtig, wenn die Stuhlinkontinenz mit Verstopfung oder Entleerungsproblemen einhergeht.

Bei leicht hochgezogenen Knien stellt sich der Enddarm gerader und die Entleerung fällt leichter.

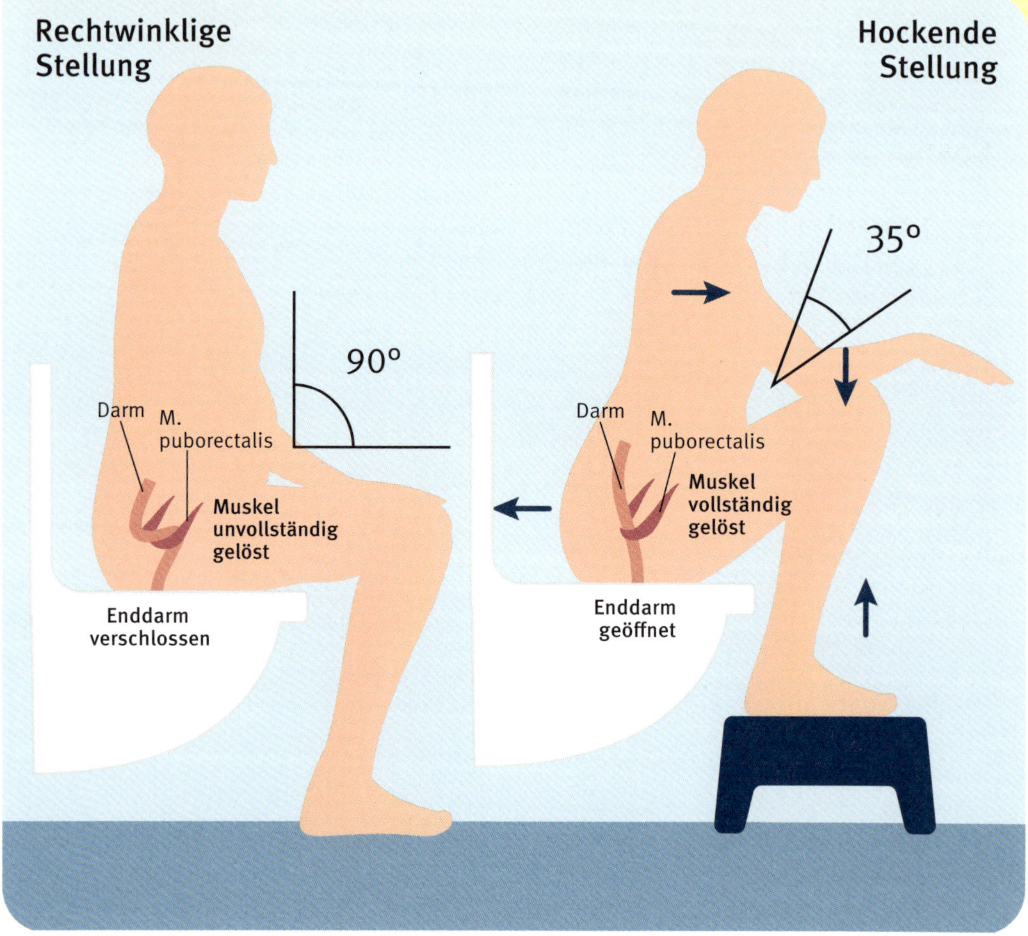

Toilettentraining – neu lernen, was einmal selbstverständlich war

Der Toilettengang lässt sich trainieren. Gemeint ist keine strenge Anleitung und schon gar kein »Sich-Zusammenreißen«. Es geht vielmehr darum, ein Zusammenspiel neu zu ordnen, das bei vielen Menschen im Laufe der Zeit aus dem Takt geraten ist: Reflexe, Haltung, Gewohnheiten, Rhythmus – und oft auch das Vertrauen in den eigenen Körper. Ziel ist es, dem Darm wieder verlässliche Bedingungen zu bieten, damit sich der natürliche Entleerungsreflex möglichst regelmäßig und vollständig einstellen kann.

Dazu gehört, dem Körper Zeit und Ruhe zu geben, ohne Druck auszuüben oder den Stuhlgang erzwingen zu wollen. Eine entspannte, entlastende Haltung auf der Toilette, begrenzte Toilettenzeiten (max. 5 Minuten) und der bewusste Verzicht auf starkes Pressen unterstützen das feine Zusammenspiel von Mastdarm, Schließmuskeln und Beckenboden. Ebenso wichtig ist es, die eigenen Körpersignale wieder besser wahrzunehmen: Echter Entleerungsdrang unterscheidet sich von Unruhe, Angst oder dem Gefühl »Jetzt müsste es doch gehen«. Wenn sich nichts einstellt, steht man wieder auf. Auch das ist Teil des Trainings.

Toilettentraining ist immer individuell. Menschen mit neurologischen Erkrankungen brauchen andere Strategien als Menschen mit funktionellen Störungen, mit Durchfällen oder mit einer ausgeprägten Verstopfung. Was allen gemeinsam ist: Mit Geduld und Wiederholung lässt sich häufig ein belastender Teufelskreis aus Angst, Anspannung und Kontrollverlust durchbrechen. Das schafft mehr Sicherheit im Alltag – und wirkt sich spürbar beruhigend auf das Nervensystem aus.

Kurzum: Der Toilettengang gehört für uns alle unabänderlich zum Alltag – auch mit Stuhlinkontinenz. Er sollte jedoch keine dauerhafte Stressquelle sein. Mit kleinen, klaren Veränderungen kann er für viele Menschen wieder zu dem werden, was er einmal war: ein selbstverständlicher, möglichst unspektakulärer Teil des Tages.

ten Pupsern oder Stuhlverlust hängt wie ein Damoklesschwert über intimen Momenten. Oft ist auch hier Rückzug die Folge – doch damit wächst die Distanz, und der Raum füllt sich mit unausgesprochenen Annahmen und Phantasien. Umso wichtiger ist, in Kontakt zu bleiben. Sprechen Sie miteinander – und erlauben Sie sich, gemeinsam zu experimentieren. Sexualität bedeutet nicht nur Penetration. Nähe, Zärtlichkeit, Intimität – all das gehört dazu. Sicherheit kann dabei helfen, Lust überhaupt wieder zuzulassen. Dazu gehören zum Beispiel vorbereitende Maßnahmen wie eine geplante Darmentleerung, klare Absprachen für Pausen oder ein kurzer vereinbarter Satz wie »Alles gut« oder »Pause«. Solche Signale schaffen Vertrauen, dass Sie Unsicherheit zeigen dürfen, ohne dass sie zu Ablehnung führt.

Sicherheit im Miteinander: Manchmal entsteht Angst vor Nähe, weil die Sorge vor einem »Malheur« übermächtig ist. Statt diese Sorge zu verdrängen oder Nähe ganz zu vermeiden, kann es helfen, Nähe neu und sicher zu gestalten. Ein bewusster Kuschel-Moment, bei dem klar ist, dass er nicht »weiter geht«, kann dem Körper zeigen: Nähe ist möglich, ohne dass man sofort unter Druck gerät. Auch kleine Erdungsübungen mitten im intimen Moment können helfen. Bitten Sie um eine kurze Pause. Vielleicht atmen Sie beide für einen Moment gemeinsam und ruhig. Oder Sie legen eine Hand auf den Bauch, atmen langsam aus und lassen Beckenboden und Po mit jeder Ausatmung ein wenig mehr sinken. Hilfreich ist auch, solche Momente kurz anzusprechen und Ihrem Partner oder Ihrer Partnerin kurz zu erklären, was Sie gerade tun. So kann Ihr Gegenüber das einordnen. Und Sie signalisieren Ihrem Körper: »Es ist sicher.« Das beruhigt das Nervensystem und schafft Raum für Vertrauen und Nähe – und manchmal auch für Lust. Nicht zuletzt darf auch Humor seinen Platz haben. Er kann sehr entlasten. Ein Missgeschick muss nicht das Ende eines Moments sein. Paare, die gemeinsam darüber lachen können, senden sich eine wichtige Botschaft: »Es ist nicht gefährlich. Wir schaffen das.« Vielleicht möchten Sie es einmal ausprobieren?

Ob im Beruf, im Freundeskreis oder in der Partnerschaft – Stuhlinkontinenz bringt neue Herausforderungen mit sich. Doch mit Vorbereitung, ehrlicher Kommunikation und kleinen, alltagstauglichen Strategien können Sie Schritt für Schritt wieder mehr Sicherheit und Leichtigkeit in Ihr Leben holen.

Reflexionsfragen

Schritt 3

Dieser »dritte Schritt« war reich an Ideen, Tipps und kleinen Übungen. Nun sind Sie gefragt: Nehmen Sie sich einen ruhigen Moment, vielleicht mit Stift und Papier, und gehen Sie die Fragen in Ihrem Tempo durch. Es geht nicht darum, alles sofort umzusetzen – sondern darum, zu spüren, was für Sie gerade wichtig ist.

- Was aus diesem Kapitel setze ich schon um – bewusst oder unbewusst?
  - Gibt es Basics, Alltagshilfen, kleine Übungen, Rituale, die Sie einsetzen?
- Was fühlt sich für mich im Moment am leichtesten an, um damit anzufangen oder etwas zu vertiefen?
  - Was scheint umsetzbar: ein Basic, eine Mini-Übung, eine kleine Veränderung unterwegs oder zu Hause?
- Wo brauche ich noch Unterstützung, Wissen oder ein wenig mehr Sicherheit?
  - Medizinische Fragen, Hautpflege, Hilfsmittel, Darmrhythmus, Unterwegssein – wo haben Sie Leidensdruck?
- Welche Alltagssituationen möchte ich mir erleichtern – und was könnte ein Anfang sein?
  - Arbeit, Familie, Freundeskreis, Mobilität, Partnerschaft, Sexualität – wo könnten Sie ansetzen?
- Was nehme ich mir für die nächste Woche konkret vor – klein, machbar, realistisch? 1–2 Punkte genügen!
- Was ist mein innerer Satz, der mir im Alltag Kraft gibt, wenn die Angst auftaucht?

Schritt 4: Abklärung der Ursache

Der vierte Schritt führt Sie in die Arztpraxis. Schon der Gedanke daran kann schwerfallen, doch dieser Schritt ist unverzichtbar, wenn Sie Ihre Beschwerden lindern wollen.

Hier geht es ans Eingemachte: Über etwas zu sprechen, das Ihnen vielleicht unendlich peinlich ist und wofür oft die Worte fehlen. Außerdem bedeutet es wohl oder übel, den blanken Po zu zeigen – eine Region, die normalerweise sehr privat ist.

Trotzdem ist dieser Schritt entscheidend. Nur durch eine gründliche Abklärung lässt sich herausfinden, was wirklich hinter Ihren Problemen steckt. Erst nach einer Untersuchung können die für Sie passenden Behandlungsempfehlungen besprochen und hoffentlich eine Besserung für Sie erzielt werden.

Das Schwerste liegt übrigens schon hinter Ihnen. Sie haben sich dem Problem gestellt. Sie haben sich entschlossen, einen Termin zu vereinbaren. Sie haben den Mut aufgebracht, in die Praxis zu kommen. Das allein ist ein großer Schritt, der vielen Betroffenen schwerfällt. Vielleicht macht Ihnen das Folgende Mut: Nach der Untersuchung sagen viele: »Wäre ich doch schon früher gekommen.«

Wie eine proktologische Untersuchung abläuft

Eine proktologische Untersuchung besteht immer aus zwei Teilen: Zuerst erfolgt ein Gespräch – die sogenannte Anamnese. Danach kommt die körperliche Untersuchung.

Das Anamnesegespräch

Am Anfang steht das Gespräch. Wir Proktologinnen und Proktologen möchten verstehen, was Sie zu uns führt, welche Beschwerden bestehen und wie es Ihnen damit geht. Oft fehlen Worte oder es fällt schwer, Dinge anzusprechen. Deshalb fragen wir gezielt nach. Nicht, um Sie zu verunsichern, sondern um gemeinsam ein vollständiges Bild zu zeichnen. Brennt, juckt oder blutet es? Haben Sie Gewebe am Po getastet? Wir fragen, ob die Haut am Po oft feucht ist, ob es »nachschmiert« oder sich »Bremsspuren« in der Unterwäsche zeigen. Seit wann die Beschwerden bestehen und wie häufig sie auftreten. Wie sehr sie Ihren Alltag einschränken. Wie oft am Tag Sie auf die Toilette gehen. Ob die Entleerung dabei vollständig gelingt oder etwas zurück bleibt. Ob Sie den Drang rechtzeitig spüren oder ob er plötzlich und unkontrolliert kommt. Ob und wie lange Sie Stuhl halten können oder ob der Druck so stark ist, dass Sie es kaum rechtzeitig auf die Toilette schaffen? Wir fragen, ob der Stuhlgang leicht gelingt oder ob Sie stark pressen müssen – vielleicht nutzen Sie auch Hilfsmittel wie Zäpfchen, Einläufe oder sogar den Finger. Treten die Probleme in bestimmten Situationen häufiger auf? Wie behelfen Sie sich bisher? Und vor allem: Wie geht es Ihnen emotional mit dieser Problematik?

Zur Anamnese gehört auch ein Blick auf Faktoren wie Ernährung, Medikamente, Vorerkrankungen oder frühere Operationen. Hatten Sie bereits eine Darmspiegelung? Besonders wichtig sind Fragen zur gynäkologischen und urologischen Vorgeschichte: Gab es Schwangerschaften oder Geburten – und wenn ja, wie verliefen diese? Auch Blasenbeschwerden werden angesprochen: Können Sie beim Husten, Niesen oder Springen den Urin halten? Haben Sie Druck- oder Schmerzgefühle im Beckenboden, vielleicht auch beim Geschlechtsverkehr? Haben Sie Veränderungen in Ihrer Sexualität bemerkt? Jede Antwort ist ein Teil, der das Puzzle ergänzt.

Die körperliche Untersuchung

Im Anschluss folgt die körperliche Untersuchung. Sie sitzen dabei meist auf einem gynäkologischen Untersuchungsstuhl. Für einen guten Blick auf Beckenboden und After kippen wir den Stuhl etwas weiter nach hinten als beim Gynäkologen. Die Untersuchung fühlt sich ein wenig ungewohnt an, manchmal ist sie schambehaftet, doch die allermeisten sind überrascht, wie gut sie auszuhalten ist. Denn sie ist in aller Regel schmerzfrei – es sei denn, es besteht eine Entzündung oder Verletzung. Wir gehen in drei Schritten vor:

Inspektion – der Blick von außen: Dabei achten wir auf die Haut rund um den Anus und schauen, ob sie gesund wirkt oder ob es Hautveränderungen, Wunden, Narben oder Vorfälle von Gewebe gibt. Wir sehen außerdem, wie Schließmuskel und der Beckenboden reagieren, wenn Sie pressen oder bewusst »zukneifen«.

Digital-rektale Untersuchung – der »Finger im Po«. Das klingt nicht gerade angenehm – doch es ein zentraler Teil der Untersuchung. Mit dem Finger spüren wir, wie sich das Gewebe anfühlt: Ist es glatt, weich, unauffällig – oder gibt es Stellen, die verhärtet sind? Befindet sich Stuhl im Enddarm, und wenn ja, wie ist seine Konsistenz? Wir prüfen die Grundspannung des Schließmuskels, ob er sich bewusst anspannen und wieder entspannen lässt und wie kräftig er dabei arbeitet. Auch eine Aussackung der Darmwand (Rektozele) kann sich so zeigen.

Prokto- oder Rektoskopie – der Blick nach innen. Für den Blick in den Analkanal oder etwas weiter in den Mastdarm nutzen wir ein kleines Untersuchungsgerät – ein Proktoskop oder Rektoskop. Damit können wir die Schleimhaut direkt sehen und Veränderungen wie Entzündungen, Vorfälle oder auch die Hämorrhoidenregion genau beurteilen.

Nach der Untersuchung – was nun?

Am Ende der Untersuchung besprechen wir mit Ihnen, was wir gesehen und herausgefunden haben. Dabei greifen wir auch das einführende Gespräch wieder auf. Denn der Befund allein sagt noch nicht, was für Sie wichtig ist. Wir haben Behandlungsempfehlungen, doch auch Ihre Sichtweise, Ihre Sorgen, Ihre Fragen und Ihr Wunsch an uns, Ihr »Behandlungsauftrag«, sind wichtig. Erst dann können wir gemeinsam überlegen, welche nächsten Schritte für Sie passend sind.

Unterschiedliche Wünsche

Vielleicht wünschen Sie sich vor allem Sicherheit – die Gewissheit, dass nichts »Schlimmes« hinter den Beschwerden steckt. Vielleicht geht es Ihnen vor allem darum, ein konkretes Symptom zu lindern, etwa den Juckreiz oder das ständige Nachschmieren. Oder Sie möchten so genau wie möglich verstehen, was los ist, sind offen für weitere Abklärungsuntersuchungen, um zu erfahren, welche Behandlungsoptionen es gibt. All das ist richtig – und erlaubt. Ziel ist, einen Weg zu entwickeln, der wirklich zu Ihnen passt – ohne Sie zu überfordern und ohne unnötige Umwege.

Wenn mehr Klarheit nötig ist

Manchmal reicht die vorbeschriebene »Routine«-Untersuchung vollkommen aus. Doch Sie wissen ja: Die Ursachen für Stuhlinkontinenz sind vielfältig und weitere Untersuchungen sind vielleicht nötig. Auch wenn erste Maßnahmen nicht den gewünschten Erfolg bringen oder wenn noch Fragen offenbleiben, kann eine weitere Abklärung der nächste sinnvolle Schritt sein. Sie sind Bausteine, die uns helfen, das Puzzle zu vervollständigen.

Fragebögen und »Stuhltagebuch«

Um einschätzen zu können, wo Sie stehen und wie sich eine Behandlung auswirkt, nutzen wir manchmal standardisierte Fragebögen oder sogenannte Scores. Damit erfassen wir nicht nur die Ausgangssituation, sondern können auch später nachvollziehen, ob und wie sich etwas verbessert. Gerade wenn eine Operation im Raum steht, sind solche Dokumentationen sehr hilfreich und zum Teil sogar gefordert.
Besonders bewährt hat sich außerdem das Führen eines Stuhltagebuchs (Seite 73). Mit-

Ein Beispiel aus der Praxis

Eine 55-jährige Frau kommt mit Juckreiz und ständigem Feuchtigkeitsgefühl am Po in die Sprechstunde. Zögerlich gesteht sie auf Nachfrage, dass manchmal etwas nachschmiert und dass sie häufig reinigt, aus Angst, andere könnten es riechen. Die Untersuchung zeigt: Die Haut ist aufgeweicht, kleine Defekte verursachen Juckreiz. Der Schließmuskel ist nicht sehr kräftig, beim Pressen senkt sich Mastdarmschleimhaut tief in den Analkanal. Hinzu kommt eine Mastdarmaussackung.

Medizinisch ließe sich vieles dazu sagen, doch für sie war das Entscheidende: »Habe ich Krebs ?« – denn eine Freundin war an Brustkrebs erkrankt.
Für jemand anderen wäre vielleicht das Wichtigste gewesen, den Juckreiz in den Griff zu bekommen und Tipps zur Hautpflege zu erhalten. Wieder jemand anderes hätte sich eine weitere Abklärung der Befunde gewünscht, um einen klaren Plan zur Behandlung des Nachschmierens zu besprechen.

hilfe Ihrer Beobachtungen können Muster erkannt und Auslöser gefunden werden. Außerdem werden Veränderungen im Verlauf sichtbar. Oft zeigt sich erst durch möglichst detaillierte Aufzeichnungen, wie eng Verdauung, Nervensystem und Gefühle miteinander verbunden sind.

Ultraschall

Mit einer kleinen Sonde, die vorsichtig in den After eingeführt wird (transanal), können wir die Schließmuskeln genau untersuchen: Sind sie intakt oder verletzt? Gibt es Entzündungen mit Eiteransammlungen (Abszesse), Fisteln oder auffällige Gewebeveränderungen?

Über eine Sonde, die wir außen am Damm aufsetzen, lässt sich beobachten, wie der Beckenboden arbeitet, wenn Sie pressen. Wir sehen, ob sich Organe absenken – zum Beispiel die Harnblase, eine Darmschlinge zwischen Scheide und Mastdarm oder der Mastdarm selbst –, und können auch den Ablauf der Stuhlentleerung nachvollziehen.

Manometrie, Ballontest und EMG

Die Anspannung, Kneifkraft, Koordination und Entspannungsfähigkeit der Schließmuskulatur, die wir bereits mit dem Finger beurteilt haben, lassen sich auch messen. Dafür gibt es spezielle Sonden. Eine solche manometrische Untersuchung ist sinnvoll, um Trainingsfortschritte darstellen, sie Ihnen besser erklären und auch dokumentieren zu können.

Mit einem kleinen Ballon, den wir im Enddarm schrittweise füllen, können wir prüfen, wie dehnbar der Mastdarm ist. Dabei zeigt sich, ab wann Sie etwas wahrnehmen, wann Stuhldrang entsteht und wie lange Sie den Drang aushalten können.

Zusätzlich kann in bestimmten Situationen ein EMG (Elektromyogramm) eingesetzt werden. Dabei wird gemessen, wie gut die Muskeln elektrisch angesteuert werden – und indirekt, ob die Nerven funktionieren, die sie steuern. Heute wird dieses Verfahren seltener genutzt, es kann aber in speziellen Situationen wertvolle Zusatzinformationen geben.

Untersuchung auf dem Toilettenstuhl

Nicht alles zeigt sich auf dem Untersuchungsstuhl. Viele Menschen können dort im Liegen schlechter pressen als im Sitzen. Deshalb nutzen wir manchmal einen speziellen Toilettenstuhl. Sie sitzen dabei so ähnlich wie zu Hause auf der Toilette, haben Zeit, sich zu entspannen, und können in Ruhe und mithilfe der Schwerkraft pressen. Für uns wird dadurch sichtbar, was unter alltagsnahen Bedingungen passiert. Gar nicht so selten zeigen sich hier Dinge, die in der klassischen Untersuchung nicht aufgefallen sind.

Fachärztliche Zusatzabklärung

Es gibt Situationen, in denen es sinnvoll ist, zur weiteren Abklärung der Beschwerden andere Fachrichtungen einzubeziehen. Die Gastroenterologie kann durch eine Darmspiegelung oder spezielle Tests abklären, ob Entzündungen, Polypen oder andere Veränderungen eine Rolle spielen. Gynäkologie, Urogynäkologie und Urologie sind wichtige Partner, wenn Beckenboden, Blase oder Gebärmutter beteiligt sind. Die Radiologie liefert uns Bilder, die zeigen, wie sich Organe beim Pressen bewegen oder wie genau die Entleerung funktioniert, sei es im Ultraschall, im Röntgen oder im MRT. Auch Fistelverläufe, Entzündungen oder beispielsweise die Darmpassage lassen sich darstellen. In manchen Fällen braucht es zusätzlich die Expertise aus den Bereichen Dermatologie, Kinderheilkunde, Chirurgie und Onkologie. Genauso kann es hilfreich sein, die Ernährung genauer in den Blick zu nehmen oder das Mikrobiom zu untersuchen – besonders, wenn Verdauungsbeschwerden oder Blähungen im Vordergrund stehen.

Verschiedene Blickwinkel zusammen ergeben nach und nach ein vollständiges Bild – und genau darauf kommt es an, um den passenden Behandlungsweg zu finden.

Spezielle Stuhluntersuchungen

Das Mikrobiom – also die Gesamtheit unserer Darmbakterien – spielt eine wichtige Rolle für Verdauung und Immunfunktion und sogar für unsere Stimmung. Wird das natürliche Gleichgewicht dieser Keime gestört, spricht man von einer Dysbiose. Eine Dysbiose ist in keiner Darmspiegelung und auf keinem CT sichtbar. Sie kann jedoch Beschwerden wie Blähungen, Durchfälle oder Verstopfung verstärken – und dadurch eine Stuhlinkontinenz ungünstig beeinflussen. Zur weiteren Einordnung kommen spezielle Laboruntersuchungen in Frage. Sie sind vor allem dann sinnvoll, wenn Beschwerden anhalten, sich nicht eindeutig erklären lassen oder wenn andere Untersuchungen keinen klaren Befund ergeben haben.

Gut zu wissen – vor und während der Untersuchung

Viele Menschen – gerade von Stuhlinkontinenz Betroffene – machen sich vor einer Untersuchung bei uns Proktologinnen und Proktologen Gedanken wie: Bin ich sauber genug? Habe ich das Richtige an? Was, wenn mir etwas Peinliches passiert?

Solche Sorgen sind sehr häufig, doch völlig unnötig. Damit Sie entspannter zu Ihrem Termin kommen können, hier ein paar Hinweise, die hoffentlich ein wenig Druck nehmen. Und falls doch einmal etwas Unvorhergesehenes passiert: Glauben Sie mir, wir sind darauf vorbereitet.

Kommen Sie einfach so, wie Sie sind

Für Ihren Termin bei uns müssen Sie sich nicht besonders vorbereiten. Weder eine Rasur des Intimbereichs noch eine übermäßige Reinigung der Po-Region, um »unbedingt sauber« zu sein, oder die Anwendung eines Einlaufs sind notwendig.

Wir wissen: Niemand kommt absichtlich »stuhlverschmiert« in eine Praxis. Und falls es doch einmal so ist, wissen wir auch: Sie können nichts dafür. Für uns gehört alles, was diesen Körperbereich betrifft, zum medizinischen Alltag. Oft ist es für die Untersuchung sogar hilfreich, die Situation so zu sehen, wie sie sich im echten Leben bei Ihnen zeigt. Sie dürfen also so kommen, wie Sie sind. Ich weiß, das ist leichter gesagt als getan: Doch vor uns brauchen Sie sich wirklich nicht zu schämen.

Was ziehe ich am besten an?

Tragen Sie Kleidung, in der Sie sich wohlfühlen – am besten etwas, das sich leicht öffnen oder herunterziehen lässt. Unterwäsche, in der Sie sich sicher fühlen, ist ebenfalls eine gute Wahl, auch wenn sie für die Untersuchung ggf. kurz abgelegt werden muss. Eher unpraktisch sind sehr enge Hosen, Strumpfhosen oder Kleidung mit komplizierten Verschlüssen, die das An- und Ausziehen unnötig erschweren. Je einfacher die Kleidung, desto entspannter die Situation.

Wie kann ich mich entspannen?

Vor einer Untersuchung sind viele Menschen angespannt – der Beckenboden ist es dann oft auch. Häufig helfen schon ein paar tiefe Atemzüge bis in den Bauch, mit einem langsamen, betonten Ausatmen. Auch der Gedanke an etwas Schönes kann unterstützen. Manchen Menschen gibt außerdem dieser Gedanke Sicherheit: »Für mich ist das ganz neu und aufregend, für die Ärztin ist es Alltag.« Gibt es bestimmte Dinge, vor denen Sie Angst haben oder die Sie besonders verunsichern, so sprechen Sie uns bitte darauf an.

Und wenn Luft entweicht?

Ja, das kann bei der Untersuchung passieren – und es hat einen ganz einfachen Grund: Um den Mastdarm gut beurteilen zu können, bringen wir über einen kleinen Blasebalg etwas Luft in den Darm. Dadurch entfaltet er sich und wir können das Untersuchungsgerät, das Rektoskop, unter Sicht vorsichtig vorschieben. Diese Luft will – und soll – wieder entweichen. Das ist völlig normal, und wir rechnen damit. Die Luft bewusst zurückzuhalten, kann für Sie sogar unangenehm oder schmerzhaft sein.

Das Entweichen der eingebrachten Luft ist außerdem ein wichtiger Hinweis auf die Funktion des Schließmuskels. Ist er nicht kräftig genug, entweicht die Luft rasch und unwillkürlich. Das ist keine »Panne«, sondern eine wertvolle Information für die weitere Behandlung. Übrigens: Es kann bei der Untersuchung vorkommen, dass etwas Stuhl mitkommt. Auch darauf sind wir vorbereitet.

Vielleicht fühlt sich der Gedanke an eine Untersuchung immer noch schwer an. Das ist gut nachvollziehbar. Gleichzeitig ist dieser Schritt wichtig, weil er Klarheit bringt – und damit die Grundlage dafür, gemeinsam für Sie passende Lösungen zu finden. Sehen Sie die Untersuchung als Einladung und auch als Chance: Wir schauen gemeinsam hin, um im nächsten Schritt die Behandlungsmöglichkeiten zu besprechen, die Ihnen wirklich weiterhelfen können.

Reflexionsfragen

Schritt 4

- Was macht mir an dem Gedanken an die Untersuchung am meisten Angst oder bereitet mir Unbehagen?
  - Ist es das Reden, die Intimsituation, die mögliche Diagnose? Oder etwas anderes?
- Welche Erfahrungen aus der Vergangenheit haben mir gezeigt, was mir in medizinischen Gesprächen guttut?
  - Was hilft Ihnen? Verständnis, Ruhe, klare Erklärungen, Zeit?
- Welche Fragen oder Sorgen möchte ich unbedingt ansprechen?
  - Notieren Sie sie – damit sie nichts Wichtiges vergessen!
- Wer könnte mich unterstützen oder bestärken, wenn der Termin mir schwerfällt?
  - Möchten Sie jemanden mitnehmen? Oder vorher/hinterher mit einer Vertrauensperson darüber sprechen?
- Was wünsche ich mir als bestes Ergebnis aus der Untersuchung?
  - Ist es Sicherheit, Orientierung, das Gefühl ernst genommen zu werden oder sind es vielleicht Empfehlungen?

Schritt 5: Behandlungs-möglichkeiten

»Gibt es für mich eine Lösung? Kann man überhaupt etwas tun?« Die gute Nachricht lautet: Ja. Es gibt viele Möglichkeiten!

Stuhlinkontinenz ist keine bösartige Erkrankung. Es gibt kaum ein »Muss« und viele »Kann«. Manches ist einfach und kann sofort umgesetzt werden – einiges davon haben wir bereits in Schritt drei thematisiert. Anderes braucht ärztliche Begleitung. Ziel ist nie Perfektion, sondern dass Sie wieder mehr Sicherheit, Planbarkeit und Lebensqualität spüren.

Viele Verbesserungen entstehen, wenn mehrere kleine Veränderungen zusammenspielen – Ernährung und Stuhlregulation, gezieltes Beckenboden- und Wahrnehmungstraining, Hilfsmittel im Alltag, Stressregulation. Manchmal braucht es zusätzlich eine Operation, um ein mechanisches Problem zu lösen. Und immer braucht es Zeit, Geduld und eine offene, ehrliche Zusammenarbeit.

In diesem Kapitel bekommen Sie einen Überblick über das, was heute machbar ist: von gut verträglichen, nichtoperativen Maßnahmen über operative Eingriffe bis hin zu Behandlungsmöglichkeiten, die Körper, Nerven und Seele gemeinsam in den Blick nehmen. Wir sehen uns an:

- Konservative Möglichkeiten – das, was ohne Eingriff machbar ist, von Stuhlregulierung bis zum Beckenbodentraining und den kleinen Helfern für den Alltag.
- Operative Optionen – wann ein Eingriff sinnvoll ist und was realistisch zu erwarten ist.
- Interdisziplinäre Wege – weil es oft mehr braucht als nur Medizin: Unterstützung für Körper, Nerven, Psyche, Partnerschaft und Alltag.

Vielleicht finden Sie beim Lesen gleich etwas, das Sie ausprobieren möchten. Oder Sie entscheiden sich, erst noch weitere Diagnostik abzuwarten. Beides ist richtig. Es darf in Ihrem Tempo gehen. Wichtig ist nur, dass Sie wissen: Es gibt viele Stellschrauben, an denen wir drehen können – und jeder Schritt, der Ihnen etwas mehr Ruhe und Vertrauen zurückgibt, ist ein echter Gewinn.

Konservative Behandlung

Alles, was ohne Operation oder Eingriff auskommt, nennen wir »konservative Behandlung«. Dahinter steckt eine ganze Bandbreite von Möglichkeiten – von einfachen Veränderungen im Alltag bis hin zu gezielten, ärztlich begleiteten Therapien. Gerade wenn Sie noch am Anfang stehen, sind konservative Methoden meist der beste erste Schritt. Sie sind gut verträglich, können ausprobiert und angepasst werden – und oft reicht schon eine kleine Veränderung für eine spürbare Entlastung. Manchmal genügt das allein, manchmal braucht es später zusätzliche Maßnahmen. Doch auch wenn irgendwann eine Operation dazukommt: Die konservativen Maßnahmen bleiben wichtig. Sie stabilisieren das Ergebnis, stärken Ihr Körpergefühl und helfen, Rückschritte zu vermeiden.

Nehmen Sie diese Möglichkeiten also ernst. Nach meiner Erfahrung sind es oft genau diese kleinen Dinge, die den größten Unterschied machen: weil sie die Grundlage für alles Weitere schaffen und weil sie Ihnen schon früh wieder mehr Sicherheit und Lebensqualität schenken können.

Abklärung von Grunderkrankungen

Stuhlinkontinenz ist – wie Sie bereits erfahren haben – fast nie nur das Ergebnis eines schwachen Schließmuskels. Deshalb lohnt es sich, den Blick zu weiten und genau auf Ursachen im Hintergrund zu schauen.

Gerade hier wird deutlich, wie wichtig Zusammenarbeit ist: Hausärztinnen und Hausärzte, aber auch die Spezialistinnen und Spezialisten aus der Inneren Medizin, Neurologie, Dermatologie und Gynäkologie usw. können entscheidende Hinweise geben.

Auch wenn dies vielleicht der am wenigsten »proktologische« Teil der Behandlung ist, bildet er einen wichtigen Baustein. Denn egal, ob später Beckenbodentraining, Ernährung, Medikamente oder andere Methoden eingesetzt werden – die Chancen auf eine spürbare Verbesserung steigen deutlich, wenn klar ist, was im Hintergrund wirkt.

Stuhlregulation

Ein wohlgeformter, gut kontrollierbarer Stuhlgang ist bei Stuhlinkontinenz oft schon die halbe Miete – egal, ob Ihre Beschwerden eher durch Drang, Überlauf oder eine verminderte Wahrnehmung entstehen. Die Regulation des Stuhls ist daher einer der wichtigsten Hebel, um mehr Sicherheit und Planbarkeit zu gewinnen. Viele kleine Dinge beeinflussen die Stuhlkonsistenz: Ernährung, Flüssigkeit, Bewegung, Stresslevel, das Gleichgewicht des Mikrobioms. Manchmal reichen schon einfache Anpassungen, um eine spürbare Besserung zu erzielen. In anderen Fällen braucht es gezielte Unterstützung – pflanzlich oder medikamentös.

Indische Flohsamenschalen sind das Allroundtalent der Proktologie, ein pflanzliches Mittel zur Stuhlregulation, das fast immer einen Versuch wert ist. Sie stammen von einer indischen Wegerichpflanze (Plantago ovata) und sind vielseitig einsetzbar: bei zu weichem Stuhl, bei Verstopfung, bei unregelmäßigem Stuhlgang oder wenn das Gefühl für den Füllzustand im Enddarm nachgelassen hat.

Flohsamenschalen bestehen fast ausschließlich aus löslichen Ballaststoffen, die im Darm stark aufquellen und Wasser binden – je nach Qualität bis zum 50-Fachen ihres Eigengewichts. Dadurch wird der Stuhl in »beide Richtungen« reguliert. Zu dünner Stuhl wird fester und besser formbar, wodurch sich die Verweildauer im Dickdarm erhöht. Das wiederum bietet mehr Zeit zur Wasser-Wiederaufnahme, was den Stuhl noch fester werden lässt. Bei Verstopfung wirken die Flohsamenschalen durch die enthaltenen Schleimstoffe wie ein natürliches Gleitmittel – die Passage wird erleichtert. Zusätzlich üben die aufgequollenen Ballaststoffe Druck auf die Darmwand aus und fördern den Entleerungsreflex. Bei gestörter Wahrnehmungsfähigkeit im Mastdarm und auch bei unregelmäßigem Stuhlgang kann so zu einem gleichmäßigen Stuhlrhythmus zurückgefunden werden. Für viele Betroffene bedeutet das: weniger Drang, weniger »Unfälle«, mehr Sicherheit. Ein weiterer Vorteil: Flohsamenschalen wirken präbiotisch. Sie sind als Ballaststoffe Futter für die guten Darmbakterien und unterstützen so das Mikrobiom – was wiederum die Verdauung stabilisieren kann.

Anwendung und Dosierung: Am wirksamsten ist Flohsamenschalenpulver, da es am besten quillt. Allerdings erfordert es auch die höchste Trinkmenge. Ganze Samen sehen hübsch aus, haben aber kaum einen Effekt. Ein typischer Einstieg sind ein Esslöffel Flohsamenschalen (5–10 g) in Wasser, Saft oder Joghurt, dazu unbedingt mindestens ein weiteres Glas Flüssigkeit, damit sie auch quellen können. Beginnen Sie langsam, steigern Sie die Menge Schritt für Schritt – so vermeiden Sie starke Blähungen.

Hilfreich sind Flohsamenschalen besonders

- bei dünnflüssigen oder breiigen Stühlen, die unkontrollierbar entweichen
- bei Dranginkontinenz, weil geformter Stuhl weniger leicht »durchrutscht«
- wenn das Gefühl für den Füllungszustand im Mastdarm nachgelassen hat – zum Beispiel nach Operationen, Bestrahlung, Geburtsverletzungen oder bei Nervenschädigungen. Dann kann es sein, dass erst geformter Stuhl wahrnehmbar ist.

Auch bei Verstopfung und Überlaufinkontinenz unterstützen Flohsamenschalen eine vollständige und erleichterte Entleerung. Selbst beim Reizdarmsyndrom mit wechselnder Stuhlkonsistenz sind sie oft ein stabilisierender Faktor.

Wichtig: Bei bekannten Engstellen im Darm (Stenosen) oder bei ausgeprägten Schluckstörungen sind Flohsamenschalen zumindest ohne ärztliche Rücksprache nicht geeignet. Auch akute Durchfälle mit Fieber, starken Bauchschmerzen oder Blut müssen ärztlich abgeklärt werden. Achten Sie außerdem auf Abstand zu Medikamenten – mindestens eine Stunde –, da die Aufnahme sonst gestört sein kann. Besonders wichtig ist das bei Schilddrüsenhormonen, Eisenpräparaten und einigen Psychopharmaka.

Übrigens: Gerade in den ersten Wochen der Einnahme lohnt es sich, ein Stuhlprotokoll zu führen. So können Sie leichter einschätzen, ob die Dosis passt und ob Sie von der Einnahme profitieren.

Medikamentöse Stuhlbremse

Manchmal reicht es nicht, die Ernährung umzustellen und pflanzliche Hilfen wie Flohsamenschalen einzusetzen. Das gilt insbesondere bei chronischem Durchfall oder unberechenbarem, plötzlichem Stuhldrang. In solchen Fällen kann eine medikamentöse Unterstützung zur »Stuhlbremse« sinnvoll sein. Diese wirkt gezielter und oft schneller,

Andere pflanzliche Helfer – und ihre Grenzen

Auch wenn Flohsamenschalen häufig die beste Wahl sind, gibt es noch andere pflanzliche Quell- und Ballaststoffquellen, die den Stuhl positiv beeinflussen können – teils mit ähnlicher, teils mit deutlich sanfterer Wirkung.

Chiasamen quellen ähnlich stark wie Flohsamenschalen und enthalten ebenfalls Schleimstoffe. Zusätzlich bringen sie Fett und Eiweiß mit, was für die allgemeine Ernährung wertvoll sein kann. Für Stuhlinkontinenz sind sie bisher allerdings weniger untersucht. Manche Menschen schätzen sie als Abwechslung, andere vertragen sie weniger gut.

Gerstengrassamen liefern Ballaststoffe, Enzyme und Chlorophyll. Ihre Wirkung auf den Stuhlgang ist sanft, oft zu sanft, um allein eine merkliche Verbesserung bei Inkontinenz zu erzielen. Als begleitende Ergänzung können sie jedoch sinnvoll sein – vor allem, wenn gleichzeitig das Darmmikrobiom unterstützt werden soll.

Leinsamen – ob geschrotet oder ganz – sind ein Klassiker bei Verstopfung. Sie enthalten sowohl Schleimstoffe als auch Öle. Gerade letztere können jedoch einen weichmachenden Effekt haben. Zudem ist ihr Quellvermögen deutlich geringer als das der Flohsamenschalen. Deshalb sind sie bei Stuhlinkontinenz nur eingeschränkt geeignet.

Heilerde bindet Flüssigkeit und kann weichen Stuhl festigen. Für eine dauerhafte Einnahme eignet sie sich nur nach ärztlicher Rücksprache, da sie auch einige Medikamente binden und diese dadurch in ihrer Wirksamkeit abschwächen kann. Außerdem ist bei Neigung zu Verstopfung Vorsicht geboten,

Mein Rat: Probieren Sie solche Helfer gerne ergänzend, aber setzen Sie in erster Linie auf Flohsamenschalen. Sie sind am besten untersucht, gut verträglich und für die Stuhlinkontinenz am verlässlichsten.

sollte jedoch zur Dosisfindung und auch wegen möglicher Nebenwirkungen immer ärztlich begleitet werden.

Nutzen Sie zu Beginn gerne ein Stuhltagebuch (Seite 93) : Es zeigt, wie Sie auf das Medikament reagieren, und hilft Ihnen und Ihrer Ärztin oder Ihrem Arzt, die individuell passende Dosierung herauszufinden.

Loperamid – der Klassiker

Das bekannteste Mittel zur Stuhlbremse ist wohl Loperamid. Es verlangsamt die Bewegungen des Dickdarms; so verbleibt der Stuhl länger dort, Wasser kann besser vom Körper wiederaufgenommen werden und der Stuhl wird fester. Gleichzeitig lässt es die Entspannung des inneren Afterschließmuskels während des Entleerungsreflexes weniger stark ausfallen. Sie bekommen dadurch mehr Zeit zu reagieren und sind »dichter«. Viele Betroffene berichten, dass sie dadurch wieder Sicherheit gewinnen – manchmal schon allein durch das Wissen, im Bedarfsfall eine Kapsel nehmen zu können. Wichtig ist, die Dosierung auszutesten; auch hier hilft wieder ein Tagebuch.

Neben der bekannten Anwendung bei akutem Durchfall kann Loperamid bei chronischer Diarrhö oft langfristig in niedriger Dauerdosierung oder gezielt für bestimmte Situationen, etwa vor längeren Autofahrten oder wichtigen Terminen, zum Einsatz kommen. Eine Daueranwendung sollte immer ärztlich begleitet werden. Da Stuhlinkontinenz bei Reizdarm, LARS, Beckenbodenverletzungen oder bestimmten neurologischen Erkrankungen in der Zulassung nicht explizit aufgeführt ist, gilt diese Nutzung als »off-label«.

Worauf Sie achten sollten: Loperamid ist nur dann sinnvoll, wenn die Beschwerden durch zu weichen oder zu schnellen Stuhlgang entstehen. Bei Verstopfung sowie bei akuten Darminfektionen mit Fieber oder Blut im Stuhl sollte es nicht eingenommen werden. Auch bei chronisch-entzündlichen Darmerkrankungen ist Vorsicht geboten: In einem akuten Schub sollte Loperamid gemieden werden, in stabilen Phasen kann es unter ärztlicher Begleitung gegebenenfalls situativ eingesetzt werden. Mögliche Nebenwirkungen sind Bauchschmerzen, Völlegefühl und Verstopfung, gelegentlich auch Kopfschmerzen oder Schwindel. Wichtig ist, Loperamid nicht »auf Vorrat« zu hoch zu dosieren. Ein Zuviel kann die Darmbewegung sehr stark hemmen, den Stuhltransport deutlich verlangsamen und dadurch weitere Probleme – etwa eine bakterielle Fehlbesiedlung – begünstigen.

Opiumtinktur – wenig bekannt, oft sehr wirksam.
Tropfen auf Opiumbasis in sehr niedriger Dosierung werden vor allem dann eingesetzt, wenn andere Medikamente wie Loperamid bei schwerem, dauerhaftem Durchfall nicht ausreichend helfen. Diese Tropfen bremsen die Darmbewegung stärker, sodass der Stuhl langsamer weitertransportiert wird und sich besser festigen kann. Dadurch lassen Drang und unkontrollierter Stuhlabgang oft deutlich nach. Auch krampfartige Beschwerden können sich dadurch bessern.

Die Behandlung erfolgt immer unter ärztlicher Begleitung, da diese Medikamente in Deutschland nur mit einem speziellen Rezept erhältlich sind. Die klassische »Tinctura opii normata« wird in der Apotheke individuell hergestellt. Zusätzlich gibt es inzwischen ein fertiges, standardisiertes Präparat (Dropizol), das einfacher zu dosieren, jedoch teurer ist und dessen Kosten nicht immer von den Krankenkassen übernommen werden.

Richtig eingesetzt können beide Medikamente die Lebensqualität deutlich verbessern – ohne Rauschzustände und mit einem minimalen Risiko, abhängig zu werden.

Weitere medikamentöse Optionen
Neben den beiden Hauptwirkstoffen Loperamid und Opiumtinktur gibt es weitere Medikamente, die – teils off-label – zur Behandlung von chronischem Durchfall oder Stuhlinkontinenz eingesetzt werden können. Manche wirken direkt stuhlverfestigend, andere eher indirekt, etwa über Gallensäuren, das Nervensystem oder die Darmbewegung.

Cholestyramin – bei gallensäurebedingtem Durchfall. Manchmal liegt die Ursache für anhaltend dünnen oder wässrigen Stuhl in einem Überschuss von Gallensäuren im Darm, z. B. nach einer Gallenblasenentfernung, nach bestimmten Darmoperationen oder nach einer Bestrahlung. Gelangen Gallensäuren in größeren Mengen in den Dickdarm, ziehen sie dort Wasser in den Stuhl und beschleunigen den Stuhltransport. Der Stuhl wird wässrig und es kommt zu starkem, oft plötzlich auftretendem Stuhldrang, nicht selten kurz nach dem Essen. In diesen Fällen ist Cholestyramin eine bewährte Behandlungsoption. Es bindet die überschüssigen Gallensäuren bereits im Dünndarm, noch bevor sie den Dickdarm erreichen. Cholestyramin wird als Pulver in Wasser eingerührt und zu den Mahlzeiten eingenommen. Da es auch andere Medikamente im Darm binden und deren Wirkung abschwächen kann, sollte zwischen der Einnahme ein zeitlicher Abstand von mindestens zwei Stunden eingehalten werden.

Clonidin – seltene Option bei nervenbedingtem Durchfall. Ursprünglich als Blutdrucksenker entwickelt, kann Clonidin auch das Nervensystem beruhigen – einschließlich der Nerven, die den Darm steuern. Es kann Drang und Stuhlhäufigkeit reduzieren, indem es die Reizverarbeitung dämpft und die Darmbewegung verlangsamt. Eingesetzt wird es off-label vor allem bei funktionellen Beschwerden mit Durchfall oder sensorischer Stuhlinkontinenz, also nicht bei einer Muskelschwäche oder dauerhaft geschädigten Nervenbahnen. Clonidin ist kein Standardmittel, sondern ein individueller Therapieversuch, der immer ärztlich begleitet werden muss – insbesondere, weil es den Blutdruck senken und müde machen kann.

Amitriptylin – für Darm und Nerven zugleich. Auch Amitriptylin ist kein »klassisches« Mittel gegen Durchfall, sondern ein niedrig dosiertes Antidepressivum. In sehr kleinen Mengen kann es die Darmbewegung beruhigen und so die Darmpassage verlangsamen. Gleichzeitig macht es den Darm weniger empfindlich gegenüber Dehnung und dämpft die Weiterleitung von Reizen und Schmerzen. Besonders hilfreich ist Amitriptylin daher, wenn neben der Stuhlinkontinenz auch Schmerzen, Schlafstörungen oder eine ausgeprägte Stress- und Anspannungssituation bestehen.

Nicht mehr empfohlen
Früher wurden auch Opioide wie Codein oder Dihydrocodein zur Durchfalltherapie eingesetzt. Sie verlangsamen die Darmbewegung stark, sind jedoch mit erheblichen Nebenwirkungen wie Müdigkeit, Benommenheit, Verstopfung und einem Abhängigkeitsrisiko verbunden. Heute werden sie deshalb außerhalb spezieller Situationen, insbesondere außerhalb der Palliativversorgung, kaum noch eingesetzt.

Allgemeine Maßnahmen – die Basis für alles Weitere

Einige der wirksamsten Hilfen haben Sie in »Schritt 3« (Seite 73) bereits kennengelernt: kleine Sofortmaßnahmen, die sich sofort umsetzen lassen. Sie scheinen oft unspektakulär, doch sind sie so etwas wie das Grundrauschen jeder Behandlung: Sie begleiten alle weiteren Schritte, ganz gleich, ob Medikamente, Hilfsmittel oder sogar eine Operation ins Spiel kommen. Sie sind leicht umzusetzen, lassen sich gut in den Alltag einbauen und verstärken die Wirkung aller anderen Maßnahmen. Ich sehe immer wieder: Patientinnen und Patienten, die diese Basics beherzigen, erzielen langfristig stabilere und zufriedenstellendere Ergebnisse.

Tagebuch führen
Ein Stuhl- und Beschwerdetagebuch (Seite 93) verschafft einen Überblick und macht Zusammenhänge sichtbar, die sonst im Alltag untergehen: Welche Speisen verstärken die Beschwerden? In welchen Situationen tritt Drang auf? Wie ist meine Gefühlslage? Welche Tage laufen besser?

Gleichzeitig dokumentiert es Fortschritte – etwas, das in längeren Behandlungsprozessen besonders wichtig ist.

Ernährung und Flüssigkeit

Was wir essen, wie viel wir trinken, wie regelmäßig wir Mahlzeiten einnehmen – all das beeinflusst die Stuhlkonsistenz, die Häufigkeit des Stuhlgangs und auch das Ausmaß der Blähungen. Schon kleine Anpassungen wie mehr Ballaststoffe, ausreichend Flüssigkeit, weniger Alkohol, weniger Fertigprodukte und weniger Zucker können spürbare Besserung bringen. In komplizierteren Fällen lohnt sich die Zusammenarbeit mit Ernährungsberaterinnen und -beratern oder Ärztinnen und Ärzten, um individuell abgestimmte Strategien zu entwickeln.

Der Toilettengang

Gehen Sie zur Toilette, wenn Ihr Körper Drang meldet – nicht vorsorglich »auf Verdacht« und auch nicht zu spät. Beides bringt den natürlichen Darmrhythmus durcheinander. Wer ständig »vorsichtshalber« geht, schwächt die Sensibilität des Enddarms. Wer den Drang immer wieder verschiebt, riskiert, dass die Signale abstumpfen und Reststühle leichter zurückbleiben – um dann gegebenenfalls unkontrolliert nachzuschmieren. Wichtig ist außerdem: Bitte nicht pressen und keine langen Sitzungen. Starkes Pressen erhöht den Druck im Bauch und Beckenboden, kann Hämorrhoiden vergrößern, Senkungen begünstigen und den Beckenboden schwächen. Eine kleine Veränderung der Haltung unterstützt die Entleerung – zum Beispiel mit einem kleinen Fußhocker, der den Mastdarm begradigt (Seite 88). Gerade wenn Stuhlinkontinenz und Entleerungsstörungen gemeinsam auftreten, kann so eine vollständige Entleerung des Mastdarms gelingen – und das Risiko für unkontrollierbares Nachschmieren sinkt deutlich.

Den gastrokolischen Reflex gezielt einsetzen

Unser Verdauungssystem hat einen eingebauten Taktgeber: den gastrokolischen Reflex. Sie haben ihn bereits kennengelernt. Sobald wir essen oder trinken, vor allem nach dem Frühstück, sendet der Magen ein Signal an den Dickdarm: »Es kommt Nachschub – beweg dich!« Diesen Reflex können Sie gezielt für sich nutzen. Planen Sie nach dem Frühstück oder einer größeren Mahlzeit bewusst Zeit für den Toilettengang ein. Bei vielen Menschen entwickelt sich nach einigen Tagen ein verlässlicher Rhythmus. Gerade wenn Stuhlinkontinenz und Verstopfung zusammen auftreten, kann das regelmäßige Nutzen des gastrokolischen Reflexes helfen, den Mastdarm vollständiger zu entleeren. Das reduziert die Gefahr von Reststühlen und Nachschmieren.

Po-Pflege – Schutz für die empfindliche Haut

Weicher Stuhl, dauerhafte Feuchtigkeit und häufiges Reinigen belasten die Haut rund um den After erheblich. Die entsprechende Pflege haben wir bereits thematisiert (Seite 76). Treten trotz konsequenter Pflege Probleme auf, lohnt sich die ärztliche Abklärung. Manchmal braucht es wenig: Trockene Haut sollte eher rückfettend behandelt werden, bei viel Feuchtigkeit kann ein regelmäßiges Abdecken mit weicher Zinkpaste vorteilhaft sein. Doch nicht immer ist allein die Feuchtigkeit schuld – auch Pilzinfektionen, Schuppenflechte, Ekzeme oder allergische Reaktionen können ähnliche Beschwerden verursachen. Hier können von ärztlicher Seite spezielle »Hautbarriere«-Präparate und entsprechende Cremes empfohlen werden. Sehen Sie die Hautpflege am Po nicht als Nebensache, sondern als tragende

Säule der Behandlung: Eine intakte Haut lindert nicht nur Beschwerden, sondern verstärkt auch die Wirksamkeit aller anderen Maßnahmen. Übrigens: Die meisten Pflegeprodukte sind keine verordnungsfähigen Hilfsmittel, können aber bei vorhandenem Pflegegrad über die monatliche Pauschale für Pflegehilfsmittel (aktuell 40 Euro) bezuschusst werden.

Analtampons – von innen abdichten

Für bestimmte Situationen – etwa bei milder Inkontinenz, leichtem Nachschmieren kleiner Stuhlmengen, beim Sport, in längeren Meetings oder auf Reisen – können Analtampons eine Option sein. Sie halten den Afterkanal mechanisch verschlossen, sodass kleinere Mengen Stuhl oder Schleim zurückgehalten werden können. Allerdings sind sie nicht für jede Form der Inkontinenz geeignet. Bei starkem Durchfall, größeren Schließmuskeldefekten oder Schleimhaut- oder Darmvorfällen funktionieren sie nicht zuverlässig. Wichtig ist außerdem, sie nicht als passive Dauerlösung zu verstehen. Analtampons können unterstützen, ersetzen aber keine weiterführenden Maßnahmen.

Analtampons sind im Hilfsmittelkatalog gelistet und somit grundsätzlich verordnungsfähig. Die Kostenübernahme durch die Krankenkasse hängt vom individuellen Befund, vom Ausmaß der Inkontinenz und von der Einschätzung der behandelnden Ärztin oder des behandelnden Arztes ab.

Pessar – Unterstützung bei Beckenbodensenkung

Steckt hinter Stuhlinkontinenz oder Entleerungsproblemen eine Beckenbodensenkung, kann ein Pessar – ein kleines, meist aus Silikon gefertigtes Ring- oder Würfelkissen, das in die Scheide eingelegt wird – oft spürbare Entlastung bringen. Es stützt die abgesunkenen Organe, vor allem Blase und Gebärmutter, und schwächt dadurch nicht nur das Druck- oder Fremdkörpergefühl, sondern verbessert oft auch die Mastdarmfunktion. Manche Frauen berichten, dass sie mit Pessar den Darm leichter und vollständiger entleeren können – und sich so das Risiko für Nachschmieren verringert. Die Anpassung erfolgt in aller Regel in der gynäkologischen Praxis. Dort kann auch ausprobiert werden, welche Form und Größe passt.

Wichtig ist: Ein Pessar muss regelmäßig kontrolliert und gereinigt werden. Es gilt als verordnungsfähiges Hilfsmittel und kann bei entsprechender Diagnose von Gynäkologinnen und Gynäkologen verschrieben werden. Für eine vollständige Beckenbodenabklärung ist dennoch eine proktologische Mitbeurteilung sinnvoll, damit alle beteiligten Strukturen berücksichtigt werden.

»Induzierte Entleerung« – den Stuhlgang planbarer machen

Sie müssen einen wichtigen Termin wahrnehmen, wollen eine Reise antreten oder einfach nur ohne ständige Sorge spazieren gehen? Dann kann Ihnen eine gezielte »Darmvorbereitung« Unannehmlichkeiten ersparen. Bei manchen Formen der Stuhlinkontinenz – und ebenso bei Entleerungsstörungen – kann es sinnvoll sein, den Darm nicht dem Zufall zu überlassen, sondern ihn bewusst zu einem gewählten Zeitpunkt zu entleeren. Dieses Vorgehen nennen wir »induzierte Entleerung«.

Anal- und Rektalduschen – kleine Helfer für die Restentleerung. Für viele Betroffene sind die in »Schritt 3« (Seite 73) erwähnten Anal- oder Rektalduschen bereits ein wichtiger Baustein im Alltag. Anal- und Rektalduschen sind je nach Diagnose ärztlich verordnungsfähig und die Kosten werden in viele Fällen von der Krankenkasse übernommen.

Medikamente zur gezielten Darmentleerung. Auch medikamentös kann die Entleerung unterstützt werden. Hier stehen vor allem lokal wirksame Präparate im Vordergrund.

Zäpfchen – lokal wirksame Anreger. Zäpfchen gehören zu den klassischen Mitteln, um eine Entleerung anzustoßen. Präparate wie Glycerin- oder Bisacodyl-Suppositorien wirken direkt im Enddarm. Sie ziehen Flüssigkeit an, machen den Stuhl weicher und reizen die Schleimhaut. Dadurch regen sie die Darmbewegung an. Wirkungseintritt: je nach Präparat nach 5–60 Minuten.

Vorteil: Sie sind einfach anzuwenden, gut dosierbar und vergleichsweise berechenbar. Nachteil: Häufig wird der Stuhl recht weich – was für Inkontinenz-Betroffene nicht unbedingt günstig ist. Außerdem kann das notwendige Einhalten der Zäpfchen bei Schließmuskelschwäche schwierig bis unmöglich sein.

Lecicarbon – Entleerung durch Kohlendioxid. Eine Sonderstellung nehmen Lecicarbon-Zäpfchen ein: Nach der Anwendung bildet sich im Mastdarm Kohlendioxid; dieses suggeriert dem Enddarm eine Füllung, denn das Gas dehnt die Darmwand und aktiviert Dehnungsrezeptoren sowie die sogenannten Cajal-Zellen (Schrittmacherzellen der Darmbewegung). Die Wirkweise ist also eher mechanisch-reflektorisch als abführend. Über den rektoanalen Inhibitionsreflex wird zudem der innere Schließmuskel kurzzeitig gehemmt – das Gehirn erhält das Signal: »Jetzt entleeren.« Ergebnis ist oft eine vollständige, planbare Entleerung.

Mikroklysmen und Minieinläufe – schneller, aber nicht immer günstig. Auch Mikroklysmen oder Mini-Einläufe (z. B. mit Glycerin oder Sorbitol) wirken vor allem mechanisch: Das eingebrachte Flüssigkeitsvolumen reizt die Darmwand und macht den Stuhl gleitfähiger. Sie wirken meist rascher als Zäpfchen, oft innerhalb von 5–20 Minuten. Ihr Nachteil: Sie führen häufig zu dünnflüssigem oder breiigem Stuhl – bei Stuhlinkontinenz selten erwünscht und meist eher Probleme verstärkend. Zudem ist das Zurückhalten des Präparats nicht immer möglich, gerade bei geschwächtem Schließmuskel. Daher eignen sie sich am ehesten für gezielte Restentleerungen am Morgen oder bei Verstopfung mit Überlaufinkontinenz – nicht aber als Standardlösung für alle.

Transanale Irrigation (TAI) – planbar, und völlig selbstbestimmt. Eine besonders wirksame Methode zur regelmäßigen und vor allem eingeständigen Darmentleerung ist die sogenannte transanale Irrigation (TAI). Dabei wird über einen Konus oder Katheter lauwarmes Wasser in den Enddarm geleitet. Der entstehende Dehnreiz auf die Darmwand löst eine natürliche Entleerungswelle aus, die sich oft über den absteigenden Dickdarm erstreckt. Ziel ist eine möglichst vollständige Darmentleerung zu einem gewählten Zeitpunkt. Für viele Betroffene bedeutet das einen Befreiungsschlag: Der Mastdarm bleibt häufig für 24 bis 48 Stunden weitgehend leer, unvorhersehbare Entleerungen treten nicht mehr auf – und damit wird der Alltag wieder planbar. Im Unterschied zu den kleineren Anal- und Rektalduschen, die mit wenigen Millilitern Wasser lediglich Reste aus dem letzten Abschnitt des Enddarms entfernen, arbeitet die TAI mit deutlich größeren Wassermengen (meist 500–1000 ml). Dadurch wird nicht nur der Enddarm, sondern auch der absteigende Dickdarm entleert. So wird die Darmentleerung längerfristig steuerbar.

Ein weiterer Vorteil: Die wiederholte Stimulation kann Darmbewegung und Wahrnehmung positiv beeinflussen. Manche Menschen benötigen die Irrigation nach einiger Zeit seltener oder gar nicht mehr, weil der Darm »gelernt« hat, wieder zuverlässiger zu arbeiten. Vor allem aber vermittelt die Methode ein hohes Maß an Eigenständigkeit: Betroffene bestimmen selbst, wann der Darm sich entleert.

TAI-Systeme sind als Hilfsmittel anerkannt, verordnungsfähig und die Kosten werden in aller Regel bei entsprechender Indikation von den Krankenkassen übernommen. Zu Beginn ist eine Einweisung erforderlich; nach einer kurzen Übungsphase können sie eigenständig angewendet werden.

Typische Einsatzgebiete sind:

- neurogene Darmfunktionsstörungen (MS, Querschnitt, Spina bifida, Parkinson, Schlaganfall)
- sensorische oder kombinierte Stuhlinkontinenz
- chronische Verstopfung mit Entleerungsstörung, Überlaufinkontinenz oder Reststuhlsymptomatik
- Low Anterior Resection Syndrome (LARS)
- wiederkehrende Schmierprobleme, verzögerte oder unvollständige Entleerung trotz anderer Maßnahmen

Nicht geeignet ist TAI bei akuten Entzündungen, frischen Operationen, instabilen Fissuren, Analabszessen, schmerzhafter Afterregion, schweren Herz-Kreislauf-Erkrankungen oder wenn die sichere Handhabung nicht gewährleistet ist.

Tibiale Nervenstimulation – ein anderer Taktgeber

Eine schonende Behandlungsoption für bestimmte Beschwerdebilder ist die tibiale Nervenstimulation. Sie macht sich zunutze, dass der Nervus tibialis – ein Ast des Ischiasnervs – im Bereich des Rückenmarks mit Nerven verschaltet ist, die Blase, Darm und Beckenboden steuern. Früher über feine Nadeln (perkutane tibiale Nervenstimulation PTNS), heute über zwei Klebeelektroden auf der Haut (transkutane tibiale Nervenstimulation TTNS), jeweils knapp oberhalb des Innenknöchels und an der Fußsohle, wird mit elektrischen Impulsen »durch die Haut« eben dieser Nervus tibialis stimuliert. Das kann ein wenig in den Zehen oder im Fuß kribbeln.

Besonders geeignet ist die tibiale Nervenstimulation bei funktionellen Beschwerden, zum Beispiel: Dranginkontinenz, Mischformen aus Stuhl- und Harninkontinenz, sensorische Störungen im Rektum (z. B. vermindertes oder fehlgeleitetes Dranggefühl), chronische Schmerzen im Beckenboden. Bei ausgewählten funktionellen Formen der Verstopfung kann die Methode ebenfalls ausprobiert werden, allerdings mit unterschiedlichem und weniger verlässlichem Erfolg. Die TTNS-Behandlung kann nach Anleitung zu Hause eigenständig alle zwei Tage durchgeführt werden. Eine Anwendung dauert 30 Minuten, die Behandlungsdauer liegt bei mindestens 3 Monaten. Eine spürbare Wirkung zeigt sich oft erst nach 6–8 Wochen – Geduld ist also wichtig. Wenn die Behandlung hilft, können Erhaltungssitzungen, ggf. in größerem Abstand, sinnvoll sein.

Tibiale Nervenstimulation

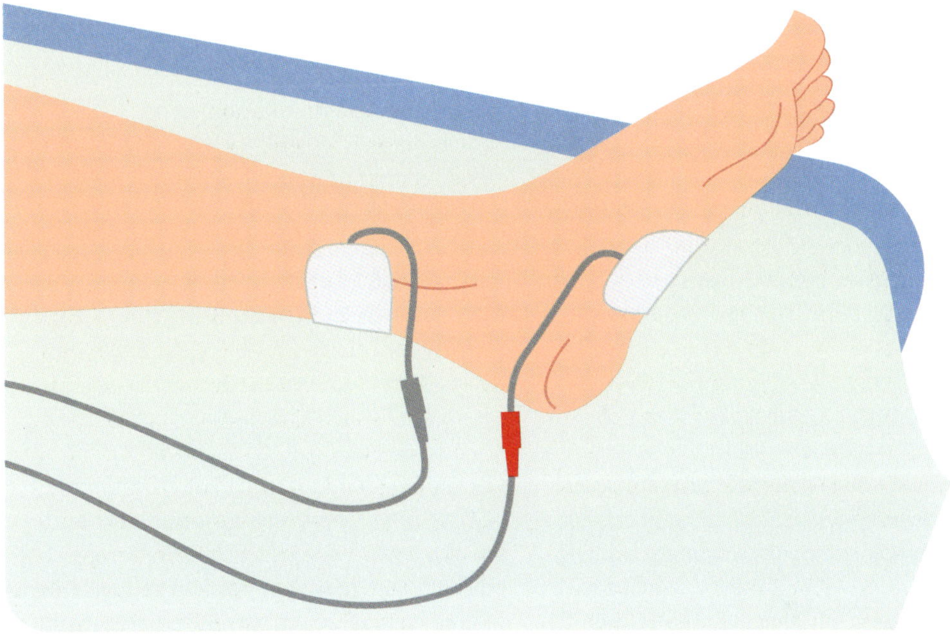

Peschers U. Frauengesundheit: Gebärmuttersenkung und Inkontinenz. Stuttgart: TRIAS; 2025

Bleibt nach Monaten eine Wirkung aus, sollte der Therapieversuch beendet werden. Leider lässt sich bis heute nicht vorhersagen, wer gut auf die Behandlung anspricht.

Nebenwirkungen sind selten: lokale Hautreizung, Kribbeln, leichtes Muskelzucken, vorübergehend taube Zehen. Wenig geeignet ist die tibiale Nervenstimulation bei großen strukturellen Problemen, etwa bei einem ausgeprägten Vorfall oder bei ausgedehnten Dammrissen mit relevantem Muskelschaden. Bei kompletter neurologischer Entkopplung (z. B. hohe Querschnittslähmung) ist kein Nutzen zu erwarten. Vorsicht ist geboten während der Schwangerschaft, bei lokalen Haut- oder Nervenerkrankungen im Bereich des Knöchels sowie bei Menschen mit Herzschrittmacher/Defibrillator. In diesen Fällen muss unbedingt individuell abgeklärt werden, ob die Methode sich eignet.

Transkutane tibiale Nervenstimulation

Operative Behandlungsmöglichkeiten

Stuhlinkontinenz ist ein Problem, das viele Gesichter hat. Manche Menschen finden mit Training, Medikamenten und Hilfsmitteln zu einer guten Lebensqualität zurück. Andere spüren trotz all dieser Maßnahmen weiterhin eine deutliche Einschränkung im Alltag. In der Verzweiflung stellt sich dann irgendwann die Frage: »Hilft vielleicht eine Operation?« Manchmal zeigt auch die Untersuchung, dass es Veränderungen gibt, die sich durch einen Eingriff verbessern lassen. Und nun?

Fortsetzung auf Seite 112

Therapie für Beckenboden und Schließmuskel

Physiotherapie, Biofeedback und Stimulation können helfen, Beckenboden und Schließmuskel wieder bewusst anzusteuern und zu stärken.

Der Beckenboden ist ein fein abgestimmtes Team aus mehreren Muskelschichten. Er trägt die Beckenorgane, fängt Bewegungen ab, reguliert den Druck im Bauchraum – und unterstützt gemeinsam mit dem äußeren Schließmuskel den Verschluss des Afters, während der innere Schließmuskel automatisch für den Grundverschluss sorgt. Damit dieses Team zuverlässig arbeitet, braucht es eine gute Koordination: nicht zu schwach, nicht zu verkrampft, im richtigen Moment an- und im richtigen Moment entspannen. Bei Stuhlinkontinenz lohnt es sich deshalb, den Beckenboden bewusst in den Blick zu nehmen. Denn sowohl fehlende Kraft als auch eine dauerhafte Anspannung können Probleme machen. Und nicht selten ist das größte Hindernis, dass die Wahrnehmung und Koordinationsfähigkeit für diesen Bereich verloren gegangen ist.

Angeleitetes Beckenboden- und Wahrnehmungstraining

Erst spüren, dann steuern: Haben Sie schon einmal versucht, nur den ringförmigen Muskel um den After sanft zusammenzuziehen – ohne Bauch, Gesäß oder Beine anzuspannen, ohne den Atem anzuhalten, ohne die Zähne zusammenzubeißen? Gar nicht so leicht, oder? Vielleicht haben Sie festgestellt, dass Ihnen Entspannung nicht gelingt. Oder Sie wissen gar nicht, was Sie da eigentlich tun, wenn es um Ihren Beckenboden und den Afterschließmuskel geht.

Genau hier setzt Wahrnehmungs- und Koordinationstraining an. Es beginnt oft in einfachen Ausgangspositionen – auf dem Rücken liegend, im Sitzen oder im Vierfüßlerstand. Eine zentrale Rolle spielt die Atmung, denn der Beckenboden arbeitet eng mit dem Zwerchfell und der tiefen Bauchmuskulatur zusammen. Wer beim Ein- und Ausatmen bewusst in sich hineinspürt, entdeckt oft feine Bewegungen dort, wo vorher kaum Wahrnehmung oder Anspannung war. Für viele Menschen ist es übrigens gar nicht so einfach, sich ganz allein auf den Weg des »Spürens« zu machen.

Gezielte Physiotherapie: Eine spezialisierte Physiotherapeutin oder ein spezialisierter Physiotherapeut erkennt, was Ihr Beckenboden braucht. Scheitert es an der Wahrnehmung? Sollte eher Kraft aufgebaut oder Spannung gelöst werden? Ist die Koordination gestört? Diese Unterscheidung ist wichtig, denn nicht jede Stuhlinkontinenz ist auf Schwäche zurückzuführen. Bei manchen Menschen steht das Entspannen im Vordergrund – langsames Atmen, Lockerung, vegetative Beruhigung statt »Powertraining«. Andere profitieren von einem sanften Aufbau der Muskulatur. Wiederum andere brauchen ein Umlernen der Koordination beteiligter Strukturen.

Ziele des Trainings: Schritt für Schritt geht es darum, den Beckenboden wieder ins Bewusstsein zu holen, An- und Entspannung gezielt steuern zu lernen, Kraft aufzubauen, wenn Muskeln zu schwach sind, und Überaktivität zu regulieren, wenn die Muskulatur in Habachtstellung steht und angespannt ist. Mit Geduld, Wiederholung und der richtigen Anleitung können Sie im Alltag spürbare Fortschritte erreichen. Irgendwann gelingt es ganz automatisch, den Beckenboden beim Husten, Treppensteigen oder Bücken einzusetzen – oder bewusst lockerzulassen, wenn es darauf ankommt.

Und bei Stoma? Auch wenn kaum oder gar kein Stuhl mehr den After passiert, bleibt der Beckenboden wichtig für Ihre Körpermitte. Er trägt, stützt, reagiert auf Druckveränderungen im Bauchraum – und ist nach Operationen, Schonhaltungen oder bei veränderter Körperhaltung oft besonders belastet. Viele Stomaträger berichten von Spannungs- oder Druckgefühlen im Becken, unsicherem Gang oder Schmerzen. Hier wirkt Beckenbodentraining gleich mehrfach: Es stabilisiert, verbessert Haltung und Beweglichkeit, löst Verspannungen und stärkt das Körpergefühl. Es hilft auch dabei die neue Lebenssituation besser zu verarbeiten.

Wird später ein Rückverlagerungseingriff geplant, ist eine trainierte Beckenbodenmuskulatur ein großer Vorteil. Doch auch wenn das Stoma dauerhaft ist, lohnt sich sanftes Training: Der Beckenboden bleibt anatomisch erhalten, er gibt Halt, stabilisiert beim Gehen, Stehen oder Heben, schützt die Organe und trägt zu Sexualleben und Lustempfinden bei. Wenn ein Rest-Enddarm belassen wurde, bleibt auch die Schließmuskulatur aktiv. Sie kontrolliert den natürlichen Schleimabgang.

Ohne Training verliert diese Muskulatur nach und nach an Kraft und an feiner Wahrnehmung. Sanftes Training ist daher keine »überflüssige Erhaltungsarbeit«, sondern stärkt Sicherheit und Selbstvertrauen.

Mein Rat: Holen Sie sich für den Einstieg professionelle Unterstützung. Achten Sie bei der Wahl der Physiotherapie auf Zusatzqualifikationen im Bereich Beckenboden. Adressen und Ansprechpartner finden Sie im Anhang dieses Buches.

Gerätetraining – Biofeedback und/oder Stimulation

Als Ergänzung zum angeleiteten Beckenbodentraining – oder in manchen Fällen auch als eigenständige Therapie – kann ein sogenanntes »gerätegestütztes Training« sinnvoll sein. Von Ihrer Situation und der Geräteeinstellung hängt es ab, ob Sie dabei mit Biofeedback, mit elektrischer Stimulation oder mit einer Kombination aus beidem arbeiten. Es gibt verschiedene Hersteller mit vergleichbarer Technik. Entscheidend ist weniger das Gerät selbst als die fachkundige Einweisung, die individuelle Anpassung und die begleitende Betreuung. Nur wenn Sie sich gut angeleitet und sicher fühlen, kann dieses Training seine Wirkung entfalten.

Das Grundprinzip ist bei allen Geräten ähnlich: Über eine kleine Sonde, die rektal eingeführt wird, wird entweder die Muskelaktivität und -kraft gemessen (Biofeedback) oder die Muskulatur durch sanfte elektrische Impulse stimuliert (Stimulation). Für viele Menschen ist das anfangs ungewohnt und es kostet sie Überwindung. Mit guter Anleitung und in einem geschützten Rahmen gelingt die Anwendung jedoch meist gut.

Ziele des Gerätetrainings: Im Zentrum stehen vier Dinge: die bewusste Wahrnehmung und damit auch eine mögliche gezielte Ansteuerung der Schließ- und Beckenbodenmuskulatur, der Aufbau von Kraft und Ausdauer sowie das Erlernen einer guten Koordination von An- und Entspannung. Auch das kontrollierte Loslassen spielt eine große Rolle – besonders bei Menschen, deren Beckenboden durch chronische Anspannung blockiert oder deren äußerer Schließmuskel fest zugekniffen ist. Bei funktionellen Entleerungsstörungen kann in Einzelfällen auch die Dehnungsfähigkeit des Mastdarms (»Rektum-Compliance«) verbessert werden.

Wann Gerätetraining besonders hilfreich ist: Typische Einsatzgebiete sind eine Schwächung der Schließmuskulatur, etwa nach Geburtsverletzungen, Operationen oder altersbedingt eine mangelnde Ansteuerbarkeit oder eine Koordinationsstörung im Beckenboden sowie ein vermindertes Wahrnehmungsvermögen im Enddarm. Auch zur Vorbereitung einer Schließmuskelrekonstruktion oder einer geplanten Stomarückverlagerung kann Gerätetraining sinnvoll sein. Bei erhöhter Anspannung im Bereich von Beckenboden oder Schließmuskel hilft vor allem Biofeedback dabei, Entspannung zu lernen. Auch bei Dranginkontinenz oder Überempfindlichkeit des Enddarms kann es entlastend wirken. Genauso kann eine gezielte Biofeedbacktherapie bei Reizdarmsyndrom mit ausgeprägtem Schmerzcharakter eine sogenannte »vegetative Entkopplung« unterstützen.

Biofeedback: Viele Menschen mit Stuhlinkontinenz spüren ihren Schließmuskel nicht richtig. Stattdessen ziehen sie automatisch Bauch, Oberschenkel oder Gesäß mit an. Oder ihr Beckenboden und Afterschließmuskel sind stark angespannt, Entspannung ist kaum möglich – und sie merken das gar nicht. Beim Biofeedback macht das Gerät sichtbar, was im Beckenboden passiert. Auf einem Bildschirm oder über einen Ton zeigt es direkt an: Jetzt haben Sie die richtige Muskulatur »erwischt«. Durch das Feedback lernen Sie, die richtigen Muskeln gezielt anzuspannen, zu halten und wieder zu lösen. Biofeedback ist deshalb mehr als Muskeltraining: Es unterstützt das Wieder-Erlernen einer koordinierten Darmfunktion – motorisch, sensorisch und reflektorisch.

Doch Biofeedback kann noch mehr: Die kleine Sonde im Enddarm dehnt die Darmwand sanft. Das simuliert eine Füllung – so, als hätte sich der Darm mit Stuhl gefüllt – und aktiviert die Reflexe, die normalerweise den Entleerungsreiz auslösen. Manche Menschen spüren dadurch zum ersten Mal wieder rechtzeitig, wenn der Darm voll ist. Andere merken, dass der Drang nicht sofort kommt, sondern hinausgezögert werden kann. So trainieren sie nicht nur die Muskeln, sondern auch das Zusammenspiel von Wahrnehmung und Reflexen. Besonders hilfreich ist Biofeedback, wenn die Darmempfindlichkeit gestört ist, der Drang zu früh oder zu spät kommt oder wenn der Enddarm kaum noch etwas »meldet«. Auch bei einer Überempfindlichkeit (»alles ist zu schnell zu viel«) kann das Training helfen, den Darm wieder toleranter zu machen.

Wann Biofeedback besonders hilfreich ist:

- Sensibilisierung: Wenn der Füllungszustand des Darms nur schwach oder zu spät wahrgenommen wird (z. B. nach Operationen, bei neurologischen Erkrankungen oder nach chronischer Obstipation).
- Training des Reflexbogens: Wenn der rektoanale Inhibitionsreflex gestört oder abgeschwächt ist (z. B. bei neurogener Inkontinenz), kann er durch gezieltes Training wieder stimuliert oder neu eingeübt werden.
- Verbesserung der Mastdarm-Compliance: Wenn der Darm zu empfindlich ist oder schon kleine Mengen sofort Drang auslösen kann regelmäßiges Training helfen, den Darm »toleranter« zu machen.

Stimulation: Im Stimulationsmodus gibt das Gerät über die Sonde sanfte elektrische Impulse an die Nerven ab, die eine passive Kontraktion des Schließmuskels auslösen – auch dann, wenn die bewusste Ansteuerung noch nicht gelingt. Diese Methode eignet sich vor allem bei stark geschwächter oder kaum aktivierbarer Muskulatur, etwa nach Operationen oder bei neurologischen Erkrankungen. Stimulation kann helfen, überhaupt wieder einen ersten Zugang zur Muskulatur zu bekommen und ein Gefühl dafür zu entwickeln: »Hier ist mein Schließmuskel.«

Praktisches Vorgehen: Viele Geräte ermöglichen einen Wechsel zwischen Biofeedback und Stimulation, sodass ein Kombinationstraining möglich ist. Wichtig sind regelmäßige – idealerweise tägliche – Trainingseinheiten von 20 Minuten. Erste Effekte zeigen sich meist nach einigen Wochen, nachhaltige Verbesserungen nach drei Monaten oder länger. Geduld und Kontinuität sind entscheidend, denn die Schließmuskulatur lässt sich nicht so schnell trainieren wie etwa ein Arm- oder Beinmuskel.

Grenzen und Kontraindikationen: Gerätetraining ist nicht für alle und jederzeit geeignet. Bei akuten Schmerzen im Analbereich, Fissuren, Entzündungen, Abszessen oder bis etwa sechs Wochen nach Operationen im Beckenboden- oder Rektumbereich sollte es nicht angewandt werden. Auch fehlende kognitive oder manuelle Fähigkeiten zur sicheren Anwendung sowie ein starkes Schamempfinden können eine Anwendungsgrenze sein.

Was tun, wenn das Gespräch auf eine OP kommt?

Entwarnung: Das heißt nicht automatisch, dass Sie sich operieren lassen müssen. Bei Stuhlinkontinenz geht es um Ihre Lebensqualität, nicht um eine lebensbedrohliche Erkrankung. Eine Operation ist immer nur eine Option, die geprüft werden kann – nie ein Muss. Ob sie in Ihrem Fall sinnvoll ist, hängt von vielem ab: von den Befunden und Ursachen Ihrer Beschwerden, von den Möglichkeiten, die für Ihre Situation zur Verfügung stehen. Und genauso wichtig: von Ihnen selbst. Was wünschen Sie sich, wie sehr leiden Sie, wie viel Ungewissheit können und möchten Sie ertragen, welches Risiko eingehen? Wichtig ist, dass Sie verstehen, welche Chancen Ihnen ein Eingriff bieten kann – und wo die Grenzen liegen. Nur so können Sie selbstbestimmt entscheiden, ob dieser Weg für Sie richtig ist.

Eine Ausnahme gibt es: Besteht ein äußerer Mastdarmvorfall, also eine Ausstülpung des Mastdarms aus dem Anus, sollte operiert werden. Denn der vorgefallene Darmabschnitt kann anschwellen, sich einklemmen und absterben – ein lebensgefährlicher Notfall. In allen anderen Fällen geht es nicht ums Überleben, sondern um Ihr Leben.

Vertrauen, Zeit und zweite Meinung

Eine Operation ist immer ein großer Schritt. Sie legen Ihr Wohl für eine gewisse Zeit ganz in die Hände des Behandlungsteams – das bedeutet auch, Kontrolle abzugeben. Das ist nicht leicht – eine gute Vertrauensbasis ist hilfreich für den Behandlungserfolg. Es ist völlig in Ordnung, wenn Sie sich Zeit nehmen, um eine Entscheidung zu treffen. Und es ist genauso in Ordnung, eine zweite Meinung einzuholen, bevor Sie sich festlegen. Medizin ist keine Mathematik, und bei Stuhlinkontinenz gibt es oft mehrere mögliche Wege. Unterschiedliche Ärztinnen und Ärzte können verschiedene Erfahrungen und Ansätze haben – das kann verwirrend wirken, gibt Ihnen aber auch die Chance, sich umfassender zu informieren. Sprechen Sie mögliche Irritationen an, damit sie nicht zwischen Ihnen und Ihrem Behandlerteam stehen. Denn am Ende zählt, dass Sie sich mit der Entscheidung wohlfühlen.

Ehrliche Erwartungen – der »Kotflügel«

Chirurgie ist keine Zauberei. Vielmehr beschreibe ich sie gerne mit folgendem Bild: Wir können einen Kotflügel ausbeulen und lackieren, aber keinen neuen einsetzen. Das heißt: Es wird nach einer Operation selten wieder »wie früher«. Verletzungen, Vernarbungen oder Gewebeveränderungen lassen sich nicht ungeschehen machen. Hat beispielsweise ein Abszess Anteile des Schließmuskels zerstört, können wir versuchen, die Funktion wieder zu verbessern – aber verloren gegangenes Gewebe lässt sich nicht vollständig ersetzen. Diese Ehrlichkeit ist wichtig, damit es nicht zu Enttäuschungen kommt. Doch wir können die Situation verbessern, manchmal entscheidend. Damit das gelingt, braucht es auch Ihre Mithilfe. Wie nach einer Hüftoperation auch, braucht es nach einem Eingriff Training und Geduld. Eine Operation ist selten allein die Lösung, sondern Teil eines Gesamtpakets.

Entscheidungen treffen – »informed consent«

Unsere Aufgabe als Ärztinnen und Ärzte ist es, Ihnen die Optionen für Ihre Situation zu erklären: Was ist möglich? Welche Chancen, welche Risiken gibt es? Was könnte realistisch erreicht werden – und was nicht? Dabei spielen die Befunde eine Rolle, aber genauso Ihr eigenes Erleben: Wie sehr sind Sie im Alltag eingeschränkt? Was bedeutet Lebensqualität für Sie? Wie weit möchten Sie gehen, und was sind Sie bereit mitzutragen? Es ist unerlässlich, dass Sie Ihre Lage verstehen, um zu einer Entscheidung zu kommen. Es ist völlig in Ordnung, wenn diese Entscheidungsfindung Zeit braucht. Bei Stuhlinkontinenz besteht aus medizinischer Sicht keine Eile.

Sie dürfen Fragen stellen, Sie dürfen Dinge mehrfach erklärt bekommen. Und Sie dürfen auch sagen: »Das fühlt sich für mich nicht richtig an.« Schließlich geht um nichts weniger als Sie und Ihren Körper und um Ihre Lebensqualität. Sie müssen die Maßnahmen – und auch die Konsequenzen – tragen. Denn: Es gibt Operationsrisiken. Es fängt schon bei der Narkose an, auch, wenn Komplikationen sehr selten sind. Ebenso ist es kein Geheimnis, dass die Chirurgie nicht immer zu 100 % schafft, was sie sich vornimmt – Stichwort »Kotflügel«. Wir sind keine Zauberer oder Hellseher. Wir geben unser Bestes.

Wann und wie operieren?

Eine Operation kommt in Betracht, wenn die konservativen Maßnahmen Ihre Lebensqualität nicht ausreichend verbessern und zugleich ein konkretes Problem im Enddarm- oder Beckenbodenbereich vorliegt, das sich operativ beeinflussen lässt. Manchmal ist ein Eingriff sogar der sinnvollste erste Schritt – etwa, wenn ein mechanisches Hindernis besteht, das sich nur durch eine Operation beheben lässt.

Für die Behandlung der Stuhlinkontinenz gibt es eine Vielzahl operativer Ansätze, abhängig von der jeweiligen Ursache. Dazu zählen beispielsweise Eingriffe zur Behandlung von Hämorrhoiden oder Operationen bei Mastdarmsenkungen und anderen Gewebevorfällen. Die verschiedenen Operationsvarianten detailliert zu beschreiben, würde hier den Rahmen hier sprengen. Ich fasse Sie daher unter dem Begriff »Geweberesektionen« zusammen und beschränke mich im Folgenden auf Maßnahmen, die im engeren Sinne bei Stuhlinkontinenz eingesetzt werden. Die Darstellung erhebt keinen Anspruch auf Vollständigkeit. Vielmehr soll sie Ihnen einen Überblick über die grundsätzlichen Möglichkeiten geben.

Wichtig zu wissen ist außerdem: Manchmal ist ein einzelner Eingriff ausreichend, manchmal sind weitere Schritte notwendig. So kann es nach der Beseitigung eines äußeren Mastdarmvorfalls vorkommen, dass eine Stuhlinkontinenz zunächst sogar deutlicher wird. Das vorgefallene Gewebe ist entfernt, ebenso das Druckgefühl und die damit verbundene Verstopfungstendenz. Die Schließmuskeln sind jedoch möglicherweise überdehnt, haben lange Zeit wenig arbeiten müssen oder konnten es nicht – und benötigen nun gezieltes Training. Liegt das zugrundeliegende Problem schon sehr lange zurück und sind die versorgenden Nerven geschädigt, kann es sein, dass die Schließmuskeln dauerhaft nicht mehr in vollem Umfang trainierbar sind. In solchen Fällen kann eine weitere Maßnahme sinnvoll werden, etwa eine Unterfütterung der Muskulatur oder die Implantation eines Schrittmachers.

Der entscheidende Punkt ist: Solche Situationen müssen im Vorfeld sorgfältig besprochen werden. Wir schauen uns gemeinsam Ihre Beschwerden an, sprechen offen über Möglichkeiten und Grenzen, über Risiken, Wünsche und Sorgen. Nur so lässt sich klären, welche Schritte zu Ihnen passen. Am Ende entscheiden Sie selbst.

Wichtig bleibt in jedem Fall: Die nicht operativen Maßnahmen sollten auch nach einem Eingriff weitergeführt werden.

Gewebsresektion – wenn Gewebe im Weg ist

Unter dem Begriff »Gewebsresektion « fasse ich an dieser Stelle unterschiedliche Eingriffe zusammen, bei denen störendes Gewebe entfernt wird, damit die Kontinenz – also Dichtigkeit – wieder möglich wird. Der »Störenfried« kann zum Beispiel ein einzelner Polyp sein, vergrößerte Hämorrhoidalpolster oder ein Mastdarmvorfall, der tief in den Afterkanal reicht oder nach außen tritt. Entsprechend reicht das Spektrum der Verfahren von kleinen ambulanten Eingriffen, etwa dem Abtragen eines Polypen, über verschiedene Formen der Hämorrhoidalbehandlung bis hin zu größeren Operationen, bei denen Teile des Dickdarms entfernt werden.

Über eine größere Resektion denken wir zum Beispiel nach, wenn der Dickdarm ungewöhnlich lang ist und gleichzeitig ein innerer Mastdarmvorfall vorliegt, der Beschwerden verursacht. Auch, wenn zusätzlich eine Rektozele – eine Aussackung der Mastdarmwand – die Entleerung erschwert und Nachschmieren begünstigt, kann ein solcher Eingriff sinnvoll sein. Sicher notwendig ist eine Operation beim äußeren Mastdarmvorfall. Auch eine sogenannte Enterozele, bei der Dünndarm zwischen Enddarm und Scheide nach unten drückt, kann eine operative Behandlung erforderlich machen.

Häufig bestehen mehrere Probleme gleichzeitig. Nicht selten treten Harninkontinenz und Enddarmbeschwerden gemeinsam auf – ein Senkungsproblem kommt eben selten allein. In solchen komplexen Situationen besprechen wir das Vorgehen im interdisziplinären Team: Manchmal ist eine kombinierte Operation sinnvoll, manchmal eher ein schrittweises Vorgehen. Für einige größere Eingriffe gibt es unterschiedliche Zugangswege: »von unten« über den After oder »von oben« über den Bauchraum. Letztere werden heute in der Regel minimalinvasiv, also laparoskopisch durchgeführt. Welches Verfahren für Sie am sinnvollsten ist, lässt sich nicht pauschal sagen. Auch die Studienlage ist nicht eindeutig, da Erfolg und »Rückfall« je nach Fragestellung unterschiedlich definiert werden. Umso wichtiger ist es, dass Sie sich Ihre Optionen genau erklären lassen, nachfragen – und so lange nachhaken, bis Sie wirklich verstehen, was geplant ist. Dafür sind wir da.

Schließmuskelrekonstruktion

Sind Anteile der Schließmuskeln verletzt, können diese operativ zusammengenäht und rekonstruiert werden. Ob das langfristig die beste Lösung ist, hängt jedoch stark vom Einzelfall ab. Entscheidend ist unter anderem: Handelt es sich um eine frische Verletzung – etwa nach einer Geburt – und wann kann sie frühestens versorgt werden? Oder liegt der Defekt bereits viele Jahre oder Jahrzehnte zurück und wird erst jetzt, begünstigt durch altersbedingte Gewebsveränderungen oder hormonelle Faktoren, spürbar? Ebenso wichtig ist, welcher Schließmuskel betroffen ist: der innere, der äußere oder beide? Wie stabil ist der Damm? Wie groß ist der Defekt?

Dabei gilt: Reine Anatomie ist nicht alles. Heute wissen wir, dass eine funktionelle Besserung nicht automatisch mit der »perfekten« Wiederherstellung der Form einhergeht. Deshalb wägen wir gemeinsam mit

Ihnen ab, ob und wann eine Schließmuskelrekonstruktion sinnvoll ist – und welche Alternativen es gibt. Wichtig bleibt auch hier: die Basismaßnahmen der konservativen Behandlung sind unverzichtbar und sollten auch nach einer Operation konsequent weitergeführt werden. In vielen Fällen ist zudem eine spezialisierte physiotherapeutische Begleitung ein zentraler Bestandteil des Behandlungskonzepts.

Sakrale Neuromodulation – ein Schrittmacher für den Darm

Seit Ende der 1990er-Jahre gibt es die Möglichkeit, einen kleinen »Schrittmacher« einzusetzen – vergleichbar mit einem Herzschrittmacher, allerdings mit Wirkung auf Nerven im Kreuzbeinbereich. Ursprünglich in der Urologie angewendet, etwa bei überaktiver Blase, ist die sakrale Neuromodulation heute auch bei Stuhlinkontinenz etabliert. Sie kommt zum Beispiel bei unklarer Ursache, bei nervenbedingten Funktionsstörungen von Mastdarm und Beckenboden oder bei therapieresistenter Dranginkontinenz zum Einsatz – besonders dann, wenn Harn- und Stuhlinkontinenz gemeinsam auftreten. Doch auch größere Defekte der Schließmuskulatur lassen sich mit ihr behandeln.

Wie genau die sakrale Neuromodulation wirkt, ist nicht bis ins Detail geklärt. Sicher ist jedoch: Die Signalverarbeitung im Nervensystem wird beeinflusst – daher der Begriff »Modulation«. In einer Vielzahl der Fälle bessern sich die Beschwerden deutlich, manche Patientinnen und Patienten werden sogar wieder kontinent.

Da sich der Erfolg im Einzelfall nicht zuverlässig vorhersagen lässt, erfolgt die Behandlung immer in zwei Schritten. Zunächst gibt es eine Testphase: In einem kleinen Eingriff wird eine feine Elektrode in der Nähe des Sakralnervs S3 platziert und für 2–3 Wochen an ein externes Steuergerät angeschlossen. In dieser Zeit führen Sie ein Protokoll und beobachten, was sich im Alltag verändert – insbesondere in Bezug auf Drang, Stuhlkontrolle und Lebensqualität. Nur bei klarer Besserung folgt der zweite Schritt: Das eigentliche Aggregat wird unter die Haut im oberen Gesäßbereich eingesetzt und dauerhaft mit der Elektrode verbunden. Moderne Geräte sind klein, werden individuell eingestellt und per App gesteuert. Je nach Nutzung halten die Batterien etwa 10–15 Jahre; ein Batteriewechsel ist ein vergleichsweise kurzer Eingriff. MRT-Untersuchungen sind mit aktuellen Modellen in der Regel möglich (vorher individuell prüfen).

Wie bei jedem Eingriff, so gibt es auch hier Risiken. Sie sind insgesamt selten, aber nicht ausgeschlossen. Dazu zählen Wundheilungsstörungen oder lokale Schmerzen. Infektionen treten in etwa 3–8 % der Fälle auf. Vor allem dann kann es notwendig werden, das Aggregat zu entfernen; die Elektrode kann dabei häufig für einen späteren, erneuten Einsatz belassen werden. Weitere mögliche Probleme sind eine Sondenverlagerung (heute selten), eine nachlassende Wirkung – häufig durch Reprogrammierung gut lösbar – oder gelegentlich spürbare Reize im Gesäß oder Beinbereich. Im Alltag ist der Schrittmacher meist kaum spürbar: Baden, Sport, Reisen sind in der Regel problemlos möglich. Die Einstellungen lassen sich einfach anpassen, das Gerät kann jederzeit ausgeschaltet werden. Regelmäßige ärztliche Kontrollen sind jedoch notwendig.

Die sakrale Neuromodulation ersetzt weder eine sorgfältige Ursachenabklärung noch

Basismaßnahmen wie Stuhlregulation, Training oder begleitende Therapie. Sie kann jedoch – bei passender Indikation – spürbar Lebensqualität zurückgeben.

Schließmuskel-Unterfütterung

Bei milder Stuhlinkontinenz – häufig in Form sogenannten »Schmierens« – und ausgedünnter Schließmuskulatur, etwa altersbedingt, lässt sich der Verschlussmechanismus manchmal mechanisch unterstützen. Ziel ist hier, den Analkanal wieder besser abzudichten, ohne die Muskulatur selbst rekonstruieren oder ersetzen zu müssen. Klassische »Bulking Agents«, die in den Schließmuskel eingespritzt werden, haben sich in der Praxis nur selten bewährt und nicht durchgesetzt. Ein neuerer Ansatz ist der SphinKeeper. In einer kleinen Operation werden unter Ultraschallkontrolle zehn feine Prothesen zwischen die Anteile der Schließmuskulatur eingebracht. Diese quellen im Körper auf und bilden eine Art elastische Kette um den Analkanal. Bei der Stuhlentleerung lässt sich das Material zusammendrücken, danach findet es in seine Form zurück und unterstützt erneut den Verschluss. Komplikationen sind selten. In den ersten Tagen nach dem Eingriff können sich die Elemente noch leicht verlagern, weshalb in dieser Phase Schonung und Liegen empfohlen werden. Auch späteres Wandern ist möglich; das Material reagiert jedoch nicht mit dem umliegenden Gewebe und kann bei Bedarf entfernt werden. Ein praktisches Thema ist in Deutschland die Kostenübernahme durch die Krankenkassen, die individuell geklärt werden muss.

Schließmuskelersetzende Verfahren

Einen »neuen« Schließmuskel im Sinne eines vollständigen Ersatzes oder gar ein neues »Kontinenzorgan« gibt es bis heute nicht. Versuche mit künstlichen Systemen – etwa dem Artificial Bowel Sphincter – oder Muskelumlagerungen wie der Gracilisplastik mit zusätzlicher Stimulation waren komplikationsreich und werden heute nur noch sehr selten in hochspezialisierten Zentren erwogen. Anders ist es, wenn nicht der Schließmuskel selbst ersetzt werden soll, sondern der Damm als »Widerlager« fehlt – etwa nach schweren Geburtsverletzungen. In solchen Fällen kann eine Muskel- oder Gewebeplastik helfen, dem Damm wieder ein wenig Stabilität zurückzugeben und ihn aufzubauen. Die Indikationsstellung hierzu ist jedoch sehr individuell.

Künstlicher Darmausgang – ein Stoma für Kontrolle

Ist eine Stuhlinkontinenz mit anderen Maßnahmen nicht ausreichend in den Griff zu bekommen und leidet die Lebensqualität massiv, kann die Anlage eines dauerhaften künstlichen Darmausgangs sinnvoll sein. Das klingt vermutlich zunächst erschreckend, ein Stoma kann jedoch etwas ermöglichen, was zuvor verloren gegangen ist: Kontrolle – und damit Entspannung, auch für das Nervensystem. Weniger Angst vor Unfällen, mehr Sicherheit im Alltag, mehr Teilhabe am Leben, mehr Freiheit – in einem Wort: mehr Lebensqualität. In unserer westlichen Welt ist mit einem Stoma heute ein weitgehend normales Leben möglich. Es gibt eine große Auswahl an Versorgungsmaterialien, angepasst an unterschiedliche Bedürfnisse, Hauttypen und Lebenssituationen – sogar spezielle Unterwäsche und Bademode.

Idealerweise beginnt die Schulung im Umgang mit dem Stoma bereits vor der Anlage. Hier spielen spezialisierte Stomatherapeutinnen und -therapeuten eine zentrale Rolle. Auch Selbsthilfeorganisationen bieten Informationen, Austausch und Unterstützung – teils bereits im Krankenhaus. Gerade am Anfang ist Verunsicherung ganz normal. Fragen wie »Darf ich wieder alles essen?«, »Wie sieht das aus?«, »Riecht man das?«, oder »Kann ich mich ganz normal bewegen?« beschäftigen fast alle Betroffenen. Der Austausch mit Fachpersonen und anderen Betroffenen kann hier enorm entlastend wirken. Wichtig ist auch Physiotherapie, insbesondere in der frühen Phase nach Anlage eines Stomas. Die Bauchdecke spielt eine entscheidende Rolle für Stabilität, Haltung und Bewegung und sollte gezielt unterstützt werden.

Mögliche Komplikationen: Natürlich kann auch die Anlage eines Stomas Komplikationen mit sich bringen. Sie sind nicht ungewöhnlich und bedeuten keineswegs, dass jemand etwas »falsch gemacht« hat. Vielmehr sind sie Hinweise darauf, dass der Körper Aufmerksamkeit braucht. Wichtig ist: Die meisten Komplikationen lassen sich früh erkennen, gut behandeln – und oft auch vermeiden. In den ersten Tagen bis Wochen nach der Operation kann das Stoma noch geschwollen sein. Das erschwert manchmal die Versorgung und kann zu Undichtigkeiten oder Hautreizungen führen. Besonders bei dünnflüssigem Stuhl, etwa beim Ileostoma, sind Hautrötungen, Reizungen oder Entzündungen keine Ausnahme. Kleine Blutungen aus dem Stoma selbst oder der umgebenden Haut sind meist harmlos. Größere Schwellungen (Ödeme) können ein Druckgefühl verursachen, gehen aber in der Regel von selbst zurück.

In seltenen Fällen wölbt sich das Stoma stark nach außen vor (Prolaps) oder zieht sich nach innen zurück (Retraktion). Beides kann die Versorgung erschweren und sollte ärztliche abgeklärt werden. Wird das Stomagewebe nicht ausreichend durchblutet, kann es sich dunkel verfärben und leblos wirken – ein Warnsignal für eine Nekrose, die sofort behandelt werden muss. Im späteren Verlauf treten am häufigsten parastomale Hernien (Bauchdeckenbrüche) auf. Auch Vorwölbungen des Stomas selbst (Prolaps), gelegentlich Verengungen (Stenosen) oder – selten – Fistelbildungen (ungewollte Verbindungen zu anderen Organen oder zur Haut) können vorkommen. Wiederkehrende Hautprobleme, Allergien gegen Versorgungsmaterialien oder Pilzinfektionen können die Lebensqualität ebenfalls beeinträchtigen. Vieles davon lässt sich durch eine gute Anpassung der Versorgung, regelmäßige Kontrollen und fachliche Begleitung auffangen.

Nach einer Operation – was jetzt wichtig ist

Was Sie nach einer Operation beachten sollten, hängt natürlich vom jeweiligen Eingriff ab. Einige Grundprinzipien gelten jedoch fast immer – und es lohnt sich, sie ernst zu nehmen, weil sie den Heilungsverlauf erleichtern und Beschwerden verringern können.

Stuhlregulation: Ein wesentlicher Punkt nach jeder Operation im Enddarm- oder Afterbereich ist die Stuhlregulation. Direkt nach einer OP ist es ideal, wenn Ihr Stuhl weich, aber geformt ist – nicht zu hart, nicht zu dünn, sondern wie eine »gute Wurst«. Harter Stuhl kann Schmerzen verursachen und die Wundheilung beeinträchtigen. Sehr dünner Stuhl reizt die Operationsregion und auch die Haut des Afterrandes immer wieder. Achten Sie daher bewusst auf Ihre Ernährung, trinken Sie ausreichend und scheuen Sie sich nicht, bei Bedarf mit Ihrem Arzt oder Ihrer Ärztin über unterstützende Medikamente zu sprechen.

Hygiene: Gerade nach Eingriffen im Afterbereich ist eine sanfte, aber konsequente Hygiene wichtig. Reinigen Sie die Region nach dem Stuhlgang am besten mit klarem Wasser – zu Hause mit der Dusche, unterwegs mit einer kleinen Podusche oder weichen Einmalwaschlappen. Trocknen Sie vorsichtig: lieber abtupfen oder föhnen als reiben. Auch unabhängig vom Stuhlgang kann es sinnvoll sein, die Region ein- bis zweimal täglich abzuduschen. Das unterstützt die Wundheilung und beugt Entzündungen vor.

Schmerzen ernst nehmen: Schmerzen nach einer Operation sind normal – und sie dürfen behandelt werden. Bitte zögern Sie nicht, die verordneten Schmerzmittel einzunehmen, und nutzen Sie empfohlene Salben und andere Maßnahmen. Schmerzfreiheit ist kein Luxus, sondern eine Voraussetzung dafür, dass Sie sich bewegen, atmen und sich entspannen können. Denn Schmerzen führen fast immer zu unbewusster Anspannung von Beckenboden und Schließmuskel – und genau das kann die Heilung verzögern.

Entspannung: Je besser es Ihnen gelingt, den Beckenboden, die Gesäß- und die Schließmuskeln bewusst locker zu lassen, desto weniger Druck und Schmerz entstehen. Gleichzeitig verbessern sich dadurch die Bedingungen für Heilung, da Entspannung die Durchblutung im Wundbereich verbessert. Schon kleine Dinge können den Unterschied machen: Ein ruhiger Atemzug oder eine Atemübung, kleine Lockerungsbewegungen oder einfach bewusstes kurzes Innehalten, vielleicht eine kurze Pause im Liegen, können hier viel bewirken. Denken Sie daran: Operation, Schmerzen und die damit verbundene Unsicherheit bedeuten Stress für den ganzen Körper. Jede Form von Entspannung wirkt diesem Stress entgegen.

Geduld: Die Wundheilung im Afterbereich dauert – je nach Art und Umfang des Eingriffs – oft vier bis sechs Wochen, manchmal auch länger. Das klingt lang, doch die Beschwerden nehmen meist deutlich früher ab. In der Regel sind die ersten Tage die schwierigsten, danach wird es Schritt für Schritt leichter. Seien Sie geduldig mit sich. Hören Sie gut auf Ihren Körper. Vermeiden Sie anfangs langes Sitzen oder schweres Heben, gönnen Sie sich aber gleichzeitig ein wenig Bewegung, soweit es sich gut anfühlt – kleine Spaziergänge sind oft hilfreich. Es geht darum, eine gute Balance zwischen Schonung und Aktivität zu finden.

Nach Operationen im Bauchraum ohne direkte Wunden am After gelten ähnliche Regeln. Achten Sie auf die Signale Ihres Körpers, gehen Sie achtsam mit sich um.

In jedem Fall gilt: Scheuen Sie sich nicht, nachzufragen, wenn Sie unsicher sind. Kein Schmerz, kein Jucken, kein Ausfluss ist »zu klein«, um angesprochen zu werden. Gerade in der sensiblen Region des Afters ist frühe Aufmerksamkeit wichtig, damit kleine Probleme gar nicht erst groß werden. Und vergessen Sie nicht: Ihr Körper hat einen Eingriff hinter sich. Er braucht Zeit, Zuwendung und Geduld. Auch kleine Fortschritte sind Schritte in die richtige Richtung. Denken Sie dabei auch an die seelische Seite. Fragen Sie sich: »Was tut mir heute gut«, »Was gibt mir Ruhe?« oder »Was hilft mir dabei, mich mehr zu entspannen?« Haben Sie Angst vor einem erneuten Kontrollverlust, Sorgen vor Schmerzen oder Schamgefühle? Das ist verständlich – und Sie dürfen es aussprechen. Ob im Behandlungsteam, mit vertrauten Menschen oder in einer Selbsthilfegruppe. Schon das Teilen von Erfahrungen kann erleichtern und damit entspannen. Denn Heilung heißt nicht nur, dass eine Wunde schließt. Heilung heißt auch, wieder Vertrauen in den eigenen Körper zu gewinnen – Schritt für Schritt.

Lange Rede, kurzer Sinn: Ob und welches operative Verfahren wann empfohlen wird, ist immer eine Einzelfallentscheidung. Es gibt kein »one size fits all«. Wir schauen uns Ihre Beschwerden gemeinsam an, besprechen ehrlich die Möglichkeiten und Risiken, Ihre Wünsche und Anliegen genauso wie Ihre Sorgen. Sie entscheiden. Es gibt kein Muss.

Interdisziplinäre Maßnahmen

Stuhlinkontinenz betrifft, das haben wir gesehen, nie nur den After allein. Sie betrifft den ganzen Menschen: den Körper, das Nervensystem, die Gefühle (häufig vor allem Scham und Angst), das Selbstbild – und das soziale Leben mit allen Beziehungen. Deshalb greifen all die genannten Maßnahmen, Training und Operationen allein oft zu kurz. Nachhaltige Besserung entsteht vor allem, wenn verschiedene Fachrichtungen zusammenarbeiten und Körperliches, Seelisches und Soziales gemeinsam in den Blick nehmen.

Warum Interdisziplinarität entscheidend ist

Gerade wenn Beschwerden schon länger bestehen, ist die Angst vor Kontrollverlust ständig präsent. Das Nervensystem bleibt im Alarmzustand. Diese anhaltende Stressreaktion wirkt sich direkt auf den Körper aus: Beckenboden und Schließmuskel spannen sich als Schutzreaktion reflexhaft an. Kurzfristig wäre das eine sinnvolle Reaktion, doch auf Dauer ist das problematisch: Die Muskulatur kann verkrampfen oder ihre Koordination verlieren. Entleerungsprobleme und Schmerzen sind häufig die Folge. Gleichzeitig gerät auch der Darm aus dem Gleichgewicht. Er kann sich deutlich verlangsamen oder auch übermäßig in seiner Tätigkeit beschleunigen. Stressdurchfall, massiver Stuhldrang oder auch Verstopfung können entstehen. Scham verstärkt diesen Zustand zusätzlich: Sie führt zu Schweigen, Rückzug und teils zu sozialer Isolation. Kontakte werden gemieden, Lebensfreude geht verloren. Der innere Alarm bleibt – doch ein weiterer Teufelskreis entsteht.

Kein Fachgebiet kann all das allein auffangen. Es braucht Ärztinnen und Ärzte, Therapeutinnen und Therapeuten, manchmal auch psychosoziale Unterstützung – damit nicht nur Symptome, sondern auch Ursachen und Verstärker behandelt werden. Ziel ist nicht nur »Dichtheit«, sondern vor allem ein Zugewinn an Sicherheit, Selbstvertrauen und Lebensqualität. Manchmal reicht schon eine kleine Veränderung: eine Übung, ein Gespräch, eine Anpassung der Ernährung. Oft folgt darauf eine Kettenreaktion positiver Entwicklungen.

Wer beteiligt sein kann:

- (Kolo-)Proktologie – medizinische Diagnose, Therapie, Verordnung von Hilfsmitteln, Koordination des Gesamtkonzepts
- Beckenbodentherapie (spezialisierte Physiotherapie) – Wahrnehmungsschulung, Kräftigung, Entspannung, Koordination, auch nach Operationen oder Geburten, Integration in Alltagsbewegungen
- Psychotherapie/Körpertherapie – Arbeit an Scham, Angst, Selbstbild und Selbstwert, Stressregulation
- Sexualmedizin/Sexualtherapie – Umgang mit Intimität, Körperakzeptanz, neue Wege zu Lust und Nähe sowie zu Sexualität, Kommunikation in der Partnerschaft

- Ernährungsmedizin/Ökotrophologie – Einfluss auf Stuhlkonsistenz, Erkennen von Triggern
- Neurologie – Behandlung bei nervenbedingten Ursachen (z. B. MS, Schlaganfall, Querschnitt, diabetischer Neuropathie)
- Gynäkologie/Urologie – Mitbehandlung bei Beckenbodensenkung oder kombinierter Harninkontinenz
- Komplementäre Verfahren – Achtsamkeit, Atemarbeit, Yoga, TCM, Meditation – als Ergänzung, nicht als Ersatz
- Selbsthilfe & Peer Support – Erfahrungsaustausch ohne Tabus, Entlastung, Abbau von Isolation, Tipps für Alltag und Reisen

Arbeit am Nervensystem – Stress regulieren lernen

Ein zentraler Baustein der interdisziplinären Behandlung ist die Arbeit am Nervensystem. Es beeinflusst maßgeblich, wie wir unseren Körper wahrnehmen, wie sicher wir uns fühlen – und wie gut Kontrolle, Loslassen und Vertrauen im Alltag möglich sind. Gerade bei Stuhlinkontinenz sind diese Zusammenhänge besonders bedeutsam. Stress, Scham oder Angst schalten das System blitzschnell in den Alarmmodus. Der Beckenboden spannt sich an, die Verdauung wird gestoppt oder beschleunigt, Drangsignale werden verzerrt. Wird das zum Dauerzustand, verliert der Körper die Fähigkeit, zurück in den Modus von Ruhe, Verdauung und Regeneration zu wechseln.

Ein wichtiger Teil der Behandlung ist daher, dem Körper beizubringen, aus diesem Alarmzustand herauszufinden. Denn das kann er: Unser Nervensystem ist lernfähig. Es kann neue Wege einschlagen, alte Muster durchbrechen, Sicherheit zurückgewinnen.

Manchmal gelingt dies nicht mit den bereits erwähnten »Eigenübungen« allein. Dann ist es sinnvoll, verschiedene Methoden zu kombinieren, manche davon auch angeleitet. Neben der Alltagsplanung, mit der wir realistische und sichere Rahmenbedingungen schaffen können, ist es mit regulativen – zum Teil ganz kleinen – Maßnahmen möglich, unser Nervensystem zu beeinflussen. Der Vagusnerv kann durch langes, tiefes Atmen, Meditationen oder sanfte Körperübungen aktiviert werden – und dadurch den Alarmzustand im Körper herunterregeln. Wir können Achtsamkeitsübungen in den Alltag integrieren, um Reize besser einordnen zu lernen, bevor die Amygdala Alarm schlägt. Oder Biofeedback nutzen, um zu lernen, Beckenboden und Schließmuskel bewusster wahrzunehmen und zu steuern. Hiermit können wir auch den aus dem Takt gekommenen Reflexbogen zwischen Darm, Nerven und Gehirn wieder neu organisieren. Mit Körpertherapie schulen wir die Körperwahrnehmung, um Frühzeichen von Anspannung zu erkennen und sie auch besser lösen zu lernen. Psychotherapie kann dabei helfen, Stressauslöser zu erkennen, einzuordnen und zu entschärfen – und so dem Nervensystem Schritt für Schritt wieder mehr Sicherheit zu vermitteln.

Psychosomatische Aspekte im Fokus

Stuhlinkontinenz wird oft auch als Angriff auf die Identität erlebt. Scham, Kontrollverlust, das Gefühl von »Unsauberkeit« oder die Angst vor Ablehnung reichen tief. Psychotherapie kann helfen, diesen Mustern auf die Spur zu kommen und neue Perspektiven zu entwickeln.

Hilfreich sind Fragen wie:

- Wie hat sich mein Körperbild verändert?
- Wie möchte ich mit Partnerin/Partner über das Thema sprechen?

- Welche Ressourcen habe ich, um mit Unsicherheit umzugehen?
- Was bedeutet Sexualität für mich? Was habe ich für Erwartungen – an mich, an mein Gegenüber?

Neben den bekannten sogenannten kognitiven Verfahren sind aus meiner Erfahrung vor allem auch körperorientierte Methoden wirksam, weil sie direkt am Zusammenspiel von Körper und Psyche ansetzen.

Physiotherapie – mehr als Kraftübung

Spezialisierte Beckenbodentherapie (Seite 108) ist ein wesentlicher Schlüssel im interdisziplinären Ansatz der Behandlung bei Stuhlinkontinenz. Dabei geht es nicht nur um mehr Kraft. Viel wichtiger ist oft zunächst, Beckenboden und Schließmuskel überhaupt wahrzunehmen zu können. Viele Betroffene spüren sie anfangs kaum oder halten sie unbewusst dauerhaft angespannt – gerade bei Stuhlinkontinenz ist das ein häufiges Muster.

Wie ist es bei Ihnen? Machen Sie »unten alles dicht«, sobald Sie nur an Stuhlgang denken? Ein Schutzmechanismus, der sich verselbstständigt haben kann. Doch wenn die Muskulatur ständig angespannt ist, verkrampft sie, es drückt und schmerzt. Mit der Zeit erschöpft sie möglicherweise und arbeitet unkoordiniert – und Sie verlieren an Kontrolle. Auch das feine Gespür für Stuhldrang kann verloren gehen. Außerdem kann ein maximal angespannter Muskel im Bedarfsfall nicht noch mehr leisten – und »es« geschieht. Genau hier setzt die physiotherapeutische Arbeit an: erst spüren, dann gezielt anspannen und auch wieder loslassen lernen – und so die Koordinationsfähigkeit (wieder)erlangen.

Das Zusammenspiel trainieren: Beckenbodentherapie geht weiter, als Wahrnehmung, gezieltes Kneifen und Loslassen zu üben. Sie schult auch das Zusammenspiel des Beckenbodens mit Atem und Bauchmuskeln genauso wie mit Hüft- und Rückenmuskulatur, denn: Lachen, Husten oder Heben, Hüpfen und sogar Laufen belasten den Beckenboden stark. Die Kunst besteht darin, die Muskeln in solchen Momenten so zu koordinieren, dass kein zusätzlicher Druck entsteht.

Alltagsintegration: Ein weiterer Schwerpunkt ist die Einbindung in alltägliche Bewegungen. Denn Beckenbodenkraft allein hilft wenig, wenn sie nicht automatisch in Bewegung und Haltung eingebunden wird. Patientinnen und Patienten üben daher ganz praktisch: die richtige Aktivierung beim Treppensteigen, beim Sport oder beim Bücken. Nach Operationen oder auch nach einer Stomaanlage unterstützt die Therapie dabei, Muskulatur und Reflexe wieder aufzubauen, den Rumpf zu stabilisieren und den Beckenboden erneut ins Zusammenspiel mit dem ganzen Körper einzubinden.

Beckenbodentherapie ist damit weit mehr als »Kegelübungen«. Sie ist eine Schulung von Wahrnehmung, Koordination, Kraft und Entspannung. Gut angeleitet, ist sie häufig ein entscheidender Schritt zu mehr Sicherheit und Kontrolle im Alltag.

Sexualität und Partnerschaft – wenn Nähe unter Druck gerät

Kaum ein Bereich wird so stark von Inkontinenz beeinflusst wie die Intimität. Angst vor einem »Unfall« im intimsten Moment kann Nähe unmöglich erscheinen lassen. Auch körperliche Veränderungen oder die Nutzung von Hilfsmitteln stehen häufig im

» Fortsetzung auf Seite 126

Stress und das Po-Gebiet

Darm, Beckenboden und Nervensystem arbeiten eng zusammen. Wenn Stress das Gleichgewicht stört, spürt man das sofort – doch genau hier lässt sich ansetzen.

Unser Darm, Beckenboden und Gehirn stehen ständig in Verbindung – über Nervenbahnen, Hormone und Botenstoffe. Nur wenn sie gut zusammenspielen, können Verdauung und Kontinenz zuverlässig funktionieren. Gerät das Nervensystem aus dem Takt, macht sich das sofort bemerkbar: Stuhldrang kommt plötzlich oder unpassend, die Entleerung stockt, der Beckenboden verspannt oder der Darm reagiert überempfindlich.

Das autonome Nervensystem ist hier der Schaltpunkt. Es arbeitet unbewusst, Tag und Nacht, und reguliert Herzschlag, Atmung, Verdauung und vieles mehr.

Zwei Gegenspieler bestimmen das Gleichgewicht:

- Sympathikus – unser Alarm- und Stressmotor. Er macht uns bereit für Kampf, Flucht oder Erstarren: der Puls steigt, die Muskeln spannen sich, die Verdauung wird gestoppt, der Beckenboden zieht sich zusammen.
- Parasympathikus – sein Gegenpart. Er sorgt für Regeneration, Ruhe und Verdauung: »rest and digest«. Dann darf der Beckenboden loslassen, Darm und Schließmuskel arbeiten im Rhythmus.

Daneben gibt es das enterische Nervensystem, das sogenannte »Bauchhirn«. Es besteht aus Millionen Nervenzellen in der Darmwand, arbeitet weitgehend selbstständig und ist über Rückkopplungen eng mit Sympathikus und Parasympathikus verbunden. Stress wirkt also nicht nur »im Kopf«, sondern direkt im Bauch.

Das Stressprogramm – sinnvoll, aber manchmal zu viel

Stand früher ein Säbelzahntiger vor uns, war keine Zeit für Verdauung – der Körper musste blitzschnell reagieren: Die Amygdala im Gehirn schlug Alarm und aktivierte die sogenannte Stressachse. Hormone wie Adrenalin und Cortisol fluteten den Körper, Blut strömte in Muskeln und Gehirn, Verdauung und Beckenboden blockierten. Ein perfekter Notfallplan – für kurze Zeit. Das alles hilft uns in »Notfallsituationen« natürlich noch immer und läuft ganz von allein ab.

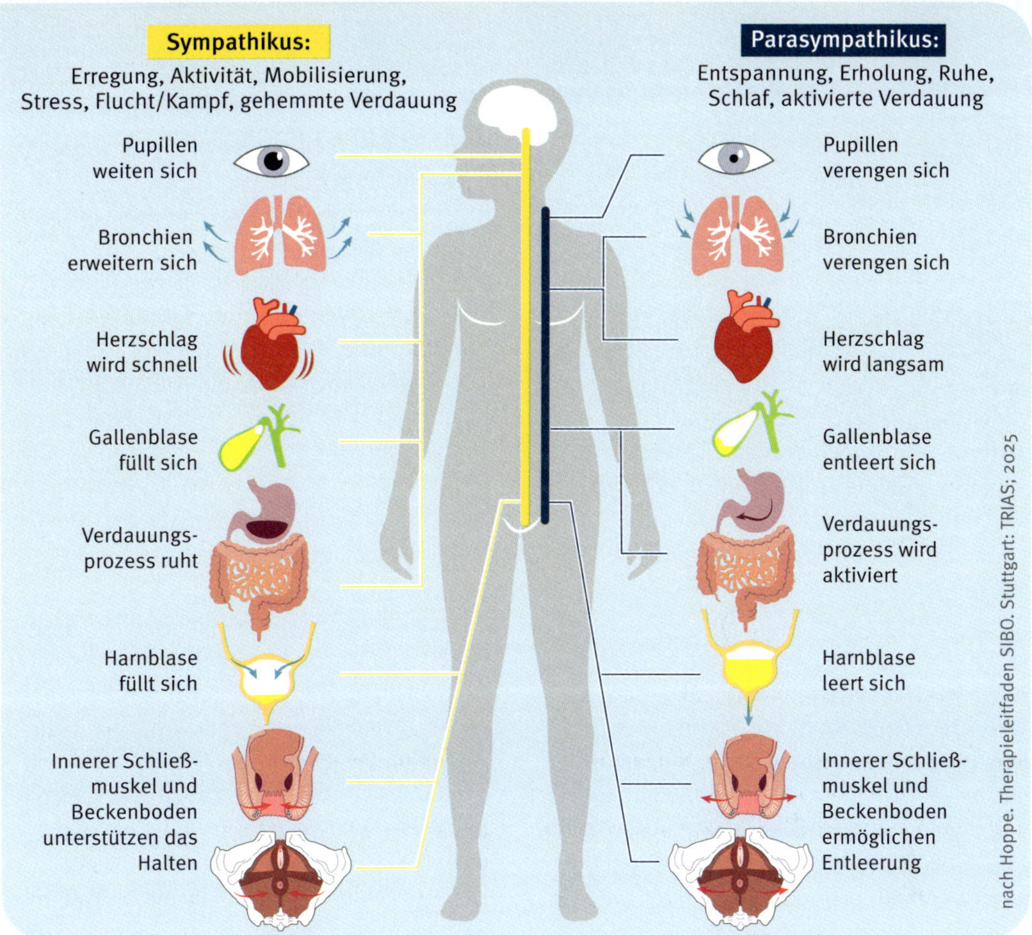

nach Hoppe. Therapieleitfaden SIBO. Stuttgart: TRIAS; 2025

Heute sind die »Tiger« jedoch andere: Fristen, Konflikte, ständige Erreichbarkeit, Sorgen, Scham – oder die Angst vor einem Malheur (wir sprechen hier ja von Stuhlinkontinenz). Das Nervensystem macht keinen Unterschied: Stress in unserem Alltag fühlt sich an wie Gefahr – nur, dass es in all diesen Fällen eine andauernde ist.

Dauerstress – wenn das System kippt

Ist der Alarmzustand von Dauer, verliert unser Nervensystem mit der Zeit an Flexibilität. Der Sympathikus bleibt aktiv, der Parasympathikus kommt kaum noch zum Zug. Wir sind in Daueranspannung – und genau das bringt Verdauung und Kontinenz, genauso wie den Beckenboden, durcheinander. Die Folge: Dranggefühle schon bei kleinsten Reizen, chronischer Durchfall oder Verstopfung, ein dauerverkrampfter Beckenboden, erschöpfte Schließmuskeln, Kontrollverluste, die Scham und Angst verstärken. Ein Teufelskreis entsteht: Angst vor Kontrollverlust erzeugt Stress, Stress verschlechtert die Darmfunktion, erhöht die Anspannung – die Kontrolle nimmt weiter ab und die Angst wächst.

Sind wir unter Stress, wird die Verdauung gestört.

Ruhe als Schlüssel – rest and digest

Für eine gesunde Verdauung braucht es das Gegenteil von Alarm: innere Ruhe. Wenn der Parasympathikus dominiert, fließt Energie in die Verdauungsorgane, die Darmmuskeln bewegen sich rhythmisch, Drüsen produzieren Verdauungssäfte, der Beckenboden kann loslassen. Viele kennen das aus eigener Erfahrung: Nach einem Spaziergang, einem warmen Bad oder einem ruhigen Abend läuft die Verdauung besser, der Toilettengang gelingt leichter.

Es geht nicht darum, Stress ganz zu vermeiden – das wäre unrealistisch. Entscheidend ist, wieder zwischen Anspannung und Entspannung wechseln zu können. Ein reguliertes Nervensystem, ein ansprechbarer Beckenboden und eine gesunde Darmfunktion bilden zusammen die Grundlage für mehr Kontrolle und Sicherheit.

Übungen für mehr Ruhe und Kontrolle

Stress lässt sich nicht immer vermeiden – aber Sie können lernen, Ihr Nervensystem in solchen Momenten zu unterstützen. Schon kleine Atempausen, bewusste Wahrnehmung oder sanfte Bewegungen helfen, den Körper aus dem Alarmzustand zurück in die Ruhe zu bringen. Die folgenden Übungen sind einfach und alltagstauglich. Sie brauchen keine Hilfsmittel, nur ein paar Minuten Zeit und die Bereitschaft, sich sich selbst zuzuwenden.

STOP-Übung – innehalten und neu ausrichten: Wenn Sie merken, dass die Angst steigt oder das Gedankenkarussell losgeht, können Sie bewusst unterbrechen:

- S – Stehen bleiben: Halten Sie kurz inne, auch innerlich.
- T – Tief atmen: Ein bis zwei ruhige Atemzüge in den Bauch.
- O – Orientieren: Blick schweifen lassen, Geräusche wahrnehmen, spüren, wo Sie gerade sind.
- P – Perspektive wechseln: Fragen Sie sich: »Was brauche ich jetzt – Ruhe, Bewegung, eine Pause?«

Oft reicht schon eine Minute, um den Kreislauf aus Angst und Stress zu unterbrechen.

Bauchatmung – den Parasympathikus aktivieren: Legen Sie eine Hand auf den Bauch. Atmen Sie langsam durch die Nase ein – der Bauch hebt sich. Atmen Sie durch den Mund wieder aus – der Bauch sinkt, Beckenboden und Po lassen los. Spüren Sie in die Entspannung hinein und versuchen Sie auch, ganz bewusst noch ein bisschen mehr locker zu lassen. Wiederholen Sie dies einige Male in Ihrem eigenen Tempo.

Die Bauchatmung wirkt wie ein innerer Schlüssel: Sie beruhigt den Darm, entspannt den Beckenboden und signalisiert ihrem Körper, dass er in Sicherheit ist.

»Box«-Atmung – innere Balance finden: Atmen Sie ein und zählen Sie dabei bis vier. Halten Sie den Atem an, zählen Sie auch hier bis vier. Atmen Sie aus, zählen Sie wieder bis vier. Lassen Sie die Lunge leer, zählen Sie noch einmal bis vier. Wiederholen Sie diesen Zyklus einige Male. Diese gleichmäßige Struktur schafft Ruhe und Stabilität – wie ein innerer Rahmen, eine Box, die Halt gibt. Sie können die Box-Atmung auch mit der Bauchatmung kombinieren und so noch tiefer entspannen.

Erdung – Halt im Körper finden: Stellen Sie beide Füße fest auf den Boden. Richten Sie den Oberkörper locker auf, Schultern und Kiefer entspannt. Spüren Sie den Kontakt der Füße, bleiben Sie mit der Aufmerksamkeit dort. Diese Haltung vermittelt Sicherheit und kann gerade in schwierigen Momenten stabilisieren. Falls das Stehen schwerfällt, setzen Sie sich auf einen harten Stuhl. Spüren Sie Ihre Füße und zusätzlich den Kontakt der Sitzbeinhöcker.

Orientieren – im Hier und Jetzt ankommen: Orientierung ist entscheidend dafür, dass sich unser System bei Stress regulieren kann. Probieren Sie in angespannten Momenten folgendes: Schauen Sie sich um und zählen Sie z. B., wie viele grüne Dinge Sie in Ihrer Umgebung sehen. Oder achten Sie darauf, wie viele verschiedene Geräusche Sie hören – vielleicht Vögel, ein Auto, Stimmen – und zählen Sie mit. Auch langsame Kopfbewegungen in alle Richtungen, begleitet von Umherschauen, können helfen, im Moment anzukommen.

Vagusnerv stimulieren – mit Klang beruhigen: Summen Sie beim Ausatmen, singen bzw. tönen Sie einen Ton oder gurgeln Sie mit Wasser. Der Vagusnerv wird dabei aktiviert – und signalisiert dem Körper: »Es ist sicher. Du darfst loslassen.«

Sanfte Selbstberührung – Nähe zu sich selbst finden: Legen Sie eine Hand auf den Bauch und eine auf Ihr Herz. Spüren Sie die Wärme und den Kontakt. Atmen Sie ruhig weiter – gerne bis in den Bauch. Für viele ist das wie ein stilles Versprechen: »Ich bin bei mir. Ich halte mich.«

Beckenboden-Wahrnehmung – loslassen lernen: Viele Menschen spannen den Beckenboden unbewusst ständig an. Wie ist es bei Ihnen? Probieren Sie es aus: Spannen Sie den Afterschließmuskel leicht an – und lassen Sie wieder los. Achten Sie darauf, ob auch Gesäß, Oberschenkel oder Bauch angespannt sind oder ob das ganze Becken kippt. Lassen Sie alles locker – und versuchen Sie es erneut, diesmal langsamer, mit mehr Aufmerksamkeit auf die feinen Unterschiede. Wirklich nur den Afterschließmuskel! Und wieder bewusst locker lassen. Das ist gar nicht so einfach, richtig?

Gelingt dieser erste Teil gut, kombinieren Sie die Übung gerne mit der Bauchatmung. So kann das Loslassen bei der Ausatmung noch besser gelingen. Im Liegen hilft es, das Gesäß bewusst immer weiter in die Unterlage sinken zu lassen. Diese Übung ist für viele Menschen wirklich nicht einfach. Oft braucht es Geduld oder sogar Unterstützung im Außen, bis die Wahrnehmung wirklich gelingt.

Hinweise

Üben Sie lieber öfter kurz als selten lange. Schon wenige Minuten täglich können Ihr Nervensystem beruhigen – und Ihnen Schritt für Schritt mehr Sicherheit zurückgeben.

All diese Übungen bringen etwas in Bewegung. Es kann sein, dass der Bauch zu arbeiten beginnt, der Beckenboden lockerer wird – und Sie an anderer Stelle Spannung spüren, etwa im Kiefer, oder dass Tränen kommen. Das ist nicht gefährlich. Halten Sie inne, wenn es zu viel ist, und orientieren Sie sich im Raum: Spüren Sie Füße oder Sitzbeinhöcker, schauen Sie sich um, und atmen Sie ruhig weiter.

Fällt Ihnen die Regulation häufig schwer, kann körper- oder psychotherapeutische Begleitung hilfreich sein.

Weg, denn die Scham ist oft groß. Nicht selten kommt Schweigen hinzu: Wünsche, Sorgen und Ängste werden nicht geteilt – und so wächst die Distanz.

Dabei sind Sexualität und Partnerschaft ein wesentlicher Teil von Lebensqualität. Fachliche Unterstützung durch Sexualmedizin oder Sexualtherapie kann helfen, wieder Sicherheit und Freude zu entwickeln. Sie bietet Raum, Ängste anzusprechen, Strategien zu finden und Intimität neu zu gestalten. Manchmal sind es kleine, ganz konkrete Absprachen, die eine große Erleichterung bringen. Ein Beispiel: Ein Paar verabredet, bei Bedarf eine wasserdichte Unterlage zu verwenden und das Licht zunächst gedimmt zu lassen. So entsteht weniger Druck, beide erleben mehr Freiheit, Nähe wieder zuzulassen.

Auch Körperbild und Selbstwert sind oft betroffen. Nach Operationen, bei sichtbaren Veränderungen oder beim Umgang mit Hilfsmitteln ist es nicht ungewöhnlich, sich unsicher oder weniger begehrenswert zu fühlen. Gerade hier kann professionelle Begleitung entlasten: durch Aufklärung, neue Impulse und das Wiederentdecken von Lust und Zärtlichkeit.

Wichtig ist: Sexualität ist keine Nebensache. Sie ist ein elementarer Bestandteil von Wohlbefinden und Beziehung – und bei vielen Betroffenen beeinträchtigt. Wenn Scham, Angst oder Rückzug das Leben bestimmen, lohnt es sich, Unterstützung zu suchen. Sexualmedizin und Sexualtherapie helfen, Vertrauen, Nähe und Freude an Zweisamkeit zurückzugewinnen – ein Stück Lebensqualität, das für viele besonders wertvoll ist.

Reflexionsfragen

Schritt 5

- Was habe ich bisher an Methoden/Maßnahmen ausprobiert – und was hat mir wirklich geholfen oder mich eher belastet?
  - Erfahrungen mit Ernährung, Hilfsmitteln, Training, Übungen?
- Wo brauche ich mehr Information oder Begleitung, um mich sicherer zu fühlen?
  - Braucht es fachliche Unterstützung, offene Fragen zu Eingriffen, möchten Sie Alternativen verstehen?
- Wie denke ich über mögliche Operationen – und welche Gefühle stehen dabei im Vordergrund?
  - Angst, Hoffnung, Unsicherheit; was müsste geklärt sein, damit Sie entscheiden können?
- Welche Rolle spielen Stress, Gefühle und Beziehungen in meiner Situation – und wo wünsche ich mir Unterstützung?
  - Ist es physiotherapeutisch, psychotherapeutisch, ernährungsbezogen, sozial?
- Welchen kleinen Schritt kann ich jetzt konkret gehen, um Vertrauen in meinen Körper und in den Weg der Behandlung zu stärken?
  - Eine Frage stellen, einen Termin vereinbaren, eine Übung ausprobieren, Hilfe annehmen?

Zum Abschluss

Jetzt, wo Sie so vieles verstanden und entdeckt haben, ist ein guter Moment, innezuhalten – und den Blick darauf zu richten, was Sie aus diesem Buch mitnehmen können.

Wenn Sie dieses Buch nun beiseitelegen, wünsche ich mir, dass Sie nicht nur Informationen mitnehmen, sondern auch ein Stück Zuversicht. Sie haben hoffentlich gesehen: Es gibt viele Wege. Sie haben erfahren, welche Schritte Sie selbst gehen können – und wo ärztliche Unterstützung sinnvoll oder notwendig ist. Sie haben gesehen, dass Behandlung nicht nur im Operationssaal stattfindet, sondern oft in kleinen Veränderungen beginnt, die Sie Tag für Tag umsetzen können. Sie kennen nun Werkzeuge, Strategien und Anlaufstellen. Sie wissen, dass es Spezialistinnen und Spezialisten gibt, die Sie ernst nehmen – und die genau verstehen, wovon Sie sprechen.

Ich wünsche mir, dass Sie aus diesem Buch vor allem Folgendes mitnehmen: Hoffnung. Die Sicherheit, dass Veränderung möglich ist. Und den Mut, den ersten oder nächsten Schritt zu gehen – in Ihrem Tempo, auf Ihrem Weg, mit Menschen an Ihrer Seite, die Sie unterstützen. Nehmen Sie sich die Zeit, die Sie brauchen. Suchen Sie sich Menschen, die Ihnen guttun. Und erlauben Sie sich, Hilfe anzunehmen. Sie haben jedes Recht, Lösungen zu suchen und zu nutzen: für mehr Freiheit, mehr Lebensqualität und ein Leben, das Sie wieder unbeschwerter genießen können.

Ich wünsche Ihnen von Herzen Mut, Geduld und den festen Glauben daran, dass es besser werden kann. Denn das kann es. Wirklich.

Im Anhang finden Sie nun ein Kapitel, das sich an Ihre Angehörigen richtet. Natürlich dürfen auch Sie es gerne lesen – ich empfehle es Ihnen sogar. Denn auch Ihre Liebsten kommen mit dem Thema Stuhlinkontinenz in Kontakt, wenn auch auf eine andere Weise als Sie. Und auch sie haben damit zu kämpfen.

Ganz zum Schluss habe ich Ihnen noch einige Anlaufstellen und Adressen zusammengestellt – ohne jeden Anspruch auf Vollständigkeit. Vielleicht finden Sie dort etwas, das Sie unterstützt.

Liebe Angehörige ...

Stuhlinkontinenz betrifft nicht nur diejenigen, die sie direkt erleben. Sie verändert auch das Leben der Menschen, die ihnen nahestehen.

Wie wunderbar, dass es Sie gibt. Und dass Sie sich Zeit für dieses Kapitel nehmen. Sie sind ganz gewiss eine große Unterstützung für Ihre liebe betroffene Person, doch vielleicht nehmen Sie wahr, dass sich etwas in Ihrer Beziehung verändert hat? Manchmal geschieht das schleichend, manchmal sehr plötzlich: Stimmung, Nähe, Gespräche, Routinen, vielleicht sogar Ihr Blick auf Ihre liebe betroffene Person oder auch auf sich selbst – vieles verschiebt sich. Nicht nur der Alltag, auch das innere Erleben. Vermutlich sind Sie zuweilen die Schulter zum Ausweinen, vielleicht auch mal der Sündenbock – und Sie verstehen das. Doch vielleicht ist das alles auch manchmal begleitet von Gefühlen, die schwer in Worte zu fassen sind. Vielleicht ist Nähe schwieriger geworden. Schweigen hat sich ausgebreitet. Scham, Hilflosigkeit, Überforderung, vielleicht auch Wut sind mit im Raum.

Als Angehörige oder Angehöriger sind Sie nicht selbst betroffen, und doch erleben Sie vieles mit. Auch Ihr Leben bleibt nicht unberührt. Daher ist dieses Kapitel für Sie. Nicht als Anleitung zum Helfen, sondern als Einladung, sich selbst wahrzunehmen. Denn auch Sie sind Teil der Geschichte. Mit Ihren Gefühlen, Ihren Grenzen, Ihren Fragen.

Was Sie als Angehörige erleben – und oft nicht sagen

Ihr Alltag hat sich verändert. Manches kam schleichend, fast unbemerkt. Manches in einem einzigen Moment, der alles verschoben hat. Vielleicht war es genau dann, als Ihr lieber Mensch Ihnen anvertraut hat, dass »etwas passiert« ist. Ein großer Schritt des Vertrauens – und doch standen Sie vielleicht sprachlos da. Sie wollten Verständnis zeigen, haben es auch getan – und gleichzeitig gespürt, wie schwer diese Last ist. Vielleicht war da ein Impuls, sofort zu helfen, zu halten, stark zu sein. Und gleichzeitig ein Zögern, ein Kloß im Hals, Unsicherheit. Vielleicht wussten Sie nicht, was richtig ist, was zu viel, was zu wenig. Vielleicht ging es Ihnen zu nahe, Sie fühlten sich überfordert – oder sogar beschämt.

In jedem Fall sind Sie als angehörige Person mit im Boot bei etwas, zu dem keiner der Beteiligten »hier« gerufen hat. Ganz sicher wollen Sie da sein, doch möglicherweise nicht »zu nah«. Oder Sie sind »zu nah« – und sehnen sich nach Abstand. Vielleicht möchten Sie helfen und fühlen sich gleichzeitig überfordert. Vielleicht berührt das Thema etwas in Ihnen selbst – alte Verletzungen, Tabus, Ängste. Vielleicht haben Sie das Gefühl, sich selbst kaum noch wahrzunehmen. Aller Wahrscheinlichkeit nach spüren Sie: Es hat sich etwas verändert – zwischen Ihnen beiden, vielleicht auch in Ihnen selbst.

Denn eines ist sicher: Ihr Leben bleibt nicht unberührt. In solchen Situationen ist es völlig normal, dass auch Ihre eigenen Gefühle widersprüchlich erscheinen.

Die vielen Gesichter Ihrer Gefühle

Gefühle tauchen auf – das ist ganz natürlich. Auch, dass sie widersprüchlich oder sogar erschreckend wirken mögen: Mitgefühl, das manchmal in Mitleid umkippt. Hilflosigkeit, wenn keine Lösung in Sicht ist. Wut, wenn die Situation alles bestimmt. Traurigkeit, weil Nähe verloren geht. Vielleicht sogar Widerwille oder Ekel. Scham, überhaupt solche Gedanken zu haben. Schuld, weil Sie sich nach Abstand sehnen. Vielleicht spüren Sie auch eine Distanz wachsen, obwohl Sie alles »richtig« machen wollen. Vielleicht sprechen Sie nicht aus, was in Ihnen vorgeht, um nicht zu verletzen – oder Sie sagen »zu viel« und erleben Rückzug. Vielleicht wünschen Sie sich, alles wäre wie früher. Vielleicht denken Sie: »Ich halte das nicht mehr aus.« Und gleich danach: »Ich will helfen.« Vielleicht merken Sie, wie Ihre eigenen Bedürfnisse in den Hintergrund rücken, wie Sie immer wieder über Ihre Grenzen gehen oder mehr Abstand nehmen, als Ihnen eigentlich guttut. Vielleicht fühlen Sie sich überfordert – und gleichzeitig erleichtert, dass Sie nicht selbst betroffen sind. Vielleicht sehnen Sie sich nach Entlastung, schämen sich aber für diesen Wunsch.

Diese Ambivalenz ist normal. Sie entsteht, wenn zwei Menschen in einer extrem sensiblen Situation eng miteinander verbunden sind – ohne dass jemand die Spielregeln kennt. Solche Gefühle sind keine Schwäche. Was auch immer Sie spüren: Es darf da sein. Erst wenn Sie wahrnehmen, was in Ihnen selbst geschieht, entsteht Raum für bewusste Entscheidungen. Und erst dann wird ein Miteinander möglich, das nicht nur aus Pflichtgefühl besteht, sondern aus echter Verbindung.

Veränderte Beziehung

Stuhlinkontinenz kann – nein, sie wird – die Dynamik einer Beziehung verändern. Manchmal ganz subtil, manchmal sehr deutlich. Nähe kann plötzlich mit Pflege verbunden sein. Intimität wird von Unsicherheit durchzogen. Der Alltag richtet sich nach Pausen, Notfällen oder Toilettenplänen. Oft schleichen sich dadurch neue Rollen ein. Vielleicht waren Sie Partnerin oder Partner – und sind nun zu einem großen Teil auch Pflegeperson. Vielleicht wollten Sie Freundin sein – und sind zur ständigen Begleiterin geworden, zum Rückhalt, der selbst unsichtbar bleibt. Vielleicht fühlen Sie sich gebraucht – aber nicht gefragt. Vielleicht haben Sie Aufgaben übernommen, weil niemand sonst da war. Oder weil Sie nicht Nein sagen konnten. Oft entsteht dabei eine große Stille, manchmal sogar ein Gefühl von Entfremdung.

Besonders in Partnerschaften und intimen Kontakten wirkt sich das spürbar aus: Nicht nur der Alltag, auch Intimität, Sexualität und Körperlichkeit verändern sich. Schon ohne Inkontinenz ist es für viele schwierig, über intime Themen, über Körper und Sehnsüchte zu sprechen. Mit einem Tabu im Raum wird es nicht leichter. Vielleicht ziehen Sie sich zurück. Vielleicht erleben Sie Rückzug von der anderen Seite. Vielleicht steht das Thema unausgesprochen wie ein Schatten zwischen Ihnen. Vielleicht rutschen Sie beide in eine Spirale, in der Nähe schwerer wird – oder paradoxerweise eine ganz neue Nähe entsteht.

Oft erleben Angehörige, dass sie mehr geben, als ihnen guttut. Dass sie eigene Bedürfnisse zurückstellen. Viele berichten, dass sie ungeduldiger werden. Oder zu nachsichtig. Dass sie kontrollieren, obwohl sie es nicht wollen. Oder schweigen, obwohl ihnen etwas auf der Zunge brennt. Dass sie automatisch »funktionieren«, Rücksicht nehmen, trösten, zuhören. Und dabei vergessen, dass auch sie ein eigenes Leben haben. Dass sie eigene Wünsche verschieben, Grenzen ignorieren, weniger lachen, schlechter schlafen. Manche geraten in ein »Funktionieren«, in dem Hilfsbereitschaft zur Überforderung wird, Mitgefühl in Mitleid kippt – und manchmal auch eigene Scham auftaucht, obwohl sie gar nicht direkt betroffen sind.

Vielleicht kennen Sie dieses gerade beschriebene Wechselbad der Gefühle aus Mitgefühl und Wut, Nähe und Rückzug, Erschöpfung und Liebe, Scham und Erleichterung. Vielleicht haben Sie solche Gedanken bisher nie laut ausgesprochen – nicht einmal sich selbst gegenüber. Vielleicht schämen Sie sich sogar dafür. Doch diese Gedanken sind menschlich. Es braucht Mut, das anzuerkennen. Mut, sich selbst ernst zu nehmen. Klarheit, um sich in dieser neuen Dynamik zu orientieren. Einen »richtigen Weg« gibt es nicht – nur einen, der für Sie stimmig ist. Und der beginnt, wenn Sie sich selbst zuhören. Erst wenn Sie Ihre eigenen Grenzen wahrnehmen, können Sie wirklich klar und liebevoll in Kontakt bleiben – mit sich und mit dem anderen Menschen.
So entsteht ein Raum, in dem Scham kleiner werden und Nähe wieder wachsen kann.

Was darf ich? Selbstfürsorge statt Selbstverleugnung

Viele Angehörige tragen die unausgesprochene Überzeugung in sich, immer stark, rücksichtsvoll, verfügbar sein zu müssen. Natürlich wollen Sie helfen – und Sie möchten auch stark sein. Aber gute Unterstützung entsteht nicht aus Aufopferung. Gestehen Sie sich selbst zu, auch einmal, wütend, genervt oder traurig zu sein – ohne sich dafür zu verurteilen. Sie sind mehr als Angehörige oder Angehöriger. Sie sind eine eigenständige Person – mit Biografie, mit Wünschen, mit einem Körper, mit Gefühlen. Sich Rückzugsräume zu schaffen, bedeutet nicht Egoismus, sondern Selbstfürsorge. Manchmal reicht eine halbe Stunde allein mit einem Kaffee, ein Gespräch mit einer vertrauten Person, ein Spaziergang oder ein Tagebucheintrag. Es sind kleine Dinge, die helfen, das eigene Gleichgewicht wiederzufinden.

Fragen

Vielleicht möchten Sie sich selbst dabei Fragen stellen wie: »Wie geht es mir gerade – wirklich? Wo sind meine Grenzen, und wann habe ich sie zuletzt überschritten? Welche Gefühle tauchen in mir auf – Scham, Wut, Schuld, vielleicht auch Erleichterung? Was bräuchte ich, damit es mir ein Stück leichter fällt?« Sehen Sie solche Fragen als Einladungen zum Innehalten. Oft reicht es schon, sie sich überhaupt einmal zu stellen. Es geht nicht darum, auf jede dieser Fragen sofort Antworten zu haben. Es geht darum, ehrlich zu sich selbst zu werden. Denn erst wenn Sie wahrnehmen, was in Ihnen geschieht, können Sie neue Schritte gehen – für sich selbst und für die Beziehung zu Ihrem lieben Menschen.

Selbstfürsorge

Selbstfürsorge heißt nicht, sich abzuwenden. Sie bedeutet, sich nicht zu verlieren. Sie dürfen helfen – und gleichzeitig Nein sagen. Sie dürfen mitfühlen – ohne mitzuleiden. Sie dürfen für jemanden da sein – und trotzdem gut für sich sorgen. Nur so kann Ihre Unterstützung tragfähig bleiben. Sich über die eigenen Gedanken, Gefühle und Reaktionen klar zu werden, ist ein notwendiger erster Schritt. Erst danach können Sie üben, all das »anzunehmen« und in eine Veränderung zu kommen: für sich selbst – und für den Kontakt zu Ihrem lieben Menschen. Das bedeutet auch: Gespräche führen über Gefühle, die vielleicht unangenehm sind. Sich selbst Unterstützung suchen – im Freundeskreis, durch Beratung oder im Austausch mit anderen Angehörigen. Und sich rechtzeitig Pausen nehmen, ohne sich rechtfertigen zu müssen, und doch in Verbindung zu bleiben.

Gerade wenn sich vieles um das körperliche oder emotionale Wohl Ihrer betroffenen Person dreht, ist es entscheidend, dass auch Sie gut auf sich achten. Dass Sie sich spüren. Wahrnehmen, was Sie brauchen, was Sie überfordert und was Ihnen hilft. Und dass Sie sich erlauben, nicht für alles zuständig zu sein. Sie müssen keine Lösung sein. Sie dürfen einfach Mensch sein. Es ist nicht Ihre Aufgabe oder gar Ihre Pflicht, alles zu schaffen oder auszuhalten.

Sie dürfen helfen, wenn es für Sie stimmig ist. Sie dürfen sich zurücknehmen, wenn es nötig ist. Sie dürfen unvollkommen sein, unsicher, müde. Sie müssen nicht alles wissen, nicht immer stark sein, nicht alles tragen. Wichtig ist, dass Sie auch für sich selbst Mitgefühl entwickeln. Denn auch Sie sind wichtig. Auch Sie dürfen Hilfe brauchen. Begegnen Sie sich mit derselben Fürsorge, die Sie Ihrem nahestehenden Menschen schenken. Das ist übrigens häufig ganz schön schwer.

Unterstützung von Betroffenen

Was Betroffene häufig am meisten brauchen, ist jemand, der bleibt. Der zuhört, ohne sofort zu werten. Der Präsenz schenkt, ohne zu kontrollieren. Aufrichtig, offen und klar – nicht unbedingt immer stark oder perfekt. Manchmal reicht schon ein Satz, manchmal ein stilles Dabeisitzen oder ein ganz praktischer Handgriff.

Wichtig dabei ist, dass Sie »echt« sind, authentisch. Betroffene spüren das. Ebenso wichtig ist, dass Sie nicht über Ihre Grenzen hinaus gehen. Helfen Sie nur so weit, wie es sich für Sie stimmig anfühlt, damit Sie sich nicht selbst verlieren. Das, was Sie geben, sollen Sie nicht aus Pflicht geben, sondern aus echter Verbindung. Sie sind kein Schatten der Erkrankung – und Betroffene spüren, ob Ihr Dasein ehrlich ist. Echtheit ist entlastender als jede »perfekte« Lösung.
Sie haben unzählige Möglichkeiten, zu unterstützen: ganz praktisch oder still im Hintergrund oder schlicht dadurch, dass Sie präsent sind. Lassen Sie sich inspirieren – und wählen Sie das, was für Sie und Ihre Beziehung passt.

Mitdenken: Vielleicht denken Sie beim Einkaufen daran, weiches Toilettenpapier mitzunehmen oder darauf zu achten, dass genug im

Haus ist. Vielleicht legen Sie einfach unauffällig eine neue Rolle bereit oder weisen auf eine Podusche oder einen Bidet-WC-Aufsatz hin. Wenn Sie gemeinsam unterwegs sind – sei es beim Einkaufen, beim Spazierengehen oder auf Reisen – kann es hilfreich sein, im Blick zu haben, wo sich Toiletten befinden. Manchmal ist es beruhigend, wenn jemand anders an solche Dinge mitdenkt. Vielleicht haben Sie sogar eine kleine ›Notfallpackung‹ mit ein paar Einmalwaschlappen dabei, einfach für den Fall. Auch Begleitung kann entlastend sein: vielleicht beim ersten Arzttermin, bei einem Beratungsgespräch oder einfach, wenn die Hemmschwelle hoch ist. Fragen Sie nach, was Ihr Gegenüber möchte. Das bedeutet nicht, die Führung zu übernehmen oder zu kontrollieren – sondern da zu sein, wenn die andere Person es wünscht. Deshalb ist die wichtigste Frage oft die einfachste: »Was brauchst du – und was nicht?« Diese Frage dürfen Sie immer wieder stellen, denn Bedürfnisse ändern sich.

Normalisieren: »Normalisieren« Sie, wo es möglich ist. Ein natürlicher, unaufgeregter Umgang nimmt Scham die Macht. Wir alle spüren sofort, ob wir als »hilflos« oder als erwachsene Menschen gesehen werden. Versuchen Sie daher, im Kontakt so normal wie möglich zu bleiben – weder betüddelnd noch übergriffig, jedoch präsent. Das gelingt am ehesten, wenn Sie ehrlich bleiben. Sagen Sie, was Ihnen auffällt, aber auch, was Sie fühlen – ohne Vorwürfe, ohne Druck. Zum Beispiel: »Ich merke, dass ich manchmal unsicher werde. Wie geht es dir damit?« Solche Sätze öffnen Türen.

Da sein: Zeigen Sie Ihrer lieben Person, dass Sie da sind. Durch Sätze wie »Ich bin da, wenn du reden willst – und auch, wenn nicht«. Mit Ruhe und Geduld, gerade in belastenden Momenten. Hören Sie zu, ohne zu werten. Sitzen Sie einfach nur dabei. All diese kleinen Gesten schaffen Vertrauen. Vertrauen wiederum ist die Grundlage dafür, dass Scham sich lösen kann. Witze, verharmlosende Bemerkungen oder Schweigen hingegen verstärken häufig die bestehende Scham. Im Zweifel fragen Sie; fragen Sie Ihre betroffene Person, was ihr Sicherheit geben würde, was sie sich wünscht. Natürlich bedeutet das nicht, dass Sie alle Wünsche erfüllen müssen. Nehmen Sie Ihre eigenen Grenzen ernst. Wenn es Ihnen zu viel wird, sagen Sie es – ruhig, ehrlich, ohne Vorwurf. Bleiben Sie sichtbar als Mensch mit eigenen Bedürfnissen.

Kurz und knapp

Sehen Sie den Menschen, nicht nur das Problem. Sehen Sie aber auch sich selbst. Beides ist wichtig. Unterstützung heißt nicht, alles zu ertragen oder jede Lösung parat zu haben. Fragen Sie, was Ihr Gegenüber braucht – und spüren Sie gleichzeitig, was das mit Ihnen macht. Reden Sie über Ihre Gefühle und Ihre Grenzen. Gerade in Situationen, die mit viel Angst und Scham einhergehen, sind Klarheit und Ruhe wichtig, damit man sich orientieren – und dadurch wieder regulieren – kann. Liebe bedeutet nicht, sich aufzugeben. Sie bedeutet, verbunden zu bleiben – auch wenn es schwierig ist. In aller Regel geht es in Notsituationen nicht darum, alle Hebel in Bewegung zu setzen oder zu zaubern, sondern vielmehr darum, den anderen ernst zu nehmen. Vielleicht fragen Sie sich, ob das reicht – einfach da zu sein, zuzuhören, manchmal auch zu schweigen. Ich sage Ihnen: Ja. Das reicht. Und manchmal entsteht gerade in dieser Herausforderung etwas Neues: eine andere, vielleicht stillere, vielleicht tiefere Form von Nähe.

Reflexionsfragen für Angehörige von Menschen mit Stuhlinkontinenz

Was brauche ich?

Vielleicht spüren Sie nach Lektüre dieses Kapitels, dass es da Themen gibt, die in Ihnen weiterklingen. Gedanken, Gefühle, vielleicht auch Widersprüche. Deshalb finden Sie hier einen Raum für sich – zum Nachdenken, Nachspüren, zum Klären.

Nehmen Sie sich gerne Zeit. Und Stille. Vielleicht einen Stift, vielleicht eine Tasse Tee. Die Fragen dürfen schriftlich beantwortet, durchdacht oder einfach mit ins Herz genommen werden. Sie sind Impulse – keine Prüfungen. Antworten dürfen kommen, wachsen, sich verändern oder ausbleiben. Sie müssen nicht logisch sein. Sie dürfen widersprüchlich sein. Oder offenbleiben. Sie müssen nicht sofort kommen. Und sie müssen auch niemandem gefallen. Es geht nicht um »richtig« – sondern um »echt«.

- Wie geht es mir – wirklich?
  - Welche Gefühle spüre ich, wenn ich an die aktuelle Situation denke? Gibt es Gefühle, die ich mich kaum traue zu denken oder auszusprechen?
- Welche Rolle habe ich übernommen – und fühlt sie sich stimmig an?
  - Was trage ich gerade mit – freiwillig oder aus Pflichtgefühl? Wie geht es mir damit?
- Was gibt mir Kraft?
  - Was tut mir gut, beruhigt, stärkt oder bringt mich wieder zu mir?
- Wo brauche ich Grenzen – liebevoll und klar?
  - Was ist mir zu viel? Wo darf ich »Nein« sagen – und was hält mich manchmal davon ab?
- Wie kann ich in Kontakt bleiben, ohne mich zu verlieren?
  - Was hilft mir, Verbundenheit und Beziehung zu leben – auf eine Weise, die mir selbst guttut?
- Was wünsche ich mir?
  - Was könnte mir guttun und wie kann ich es realisieren – ganz konkret?

Kleine Erinnerung zum Schluss

Sie dürfen fühlen, was Sie fühlen.
Sie dürfen da sein – auch für sich.
Sie dürfen für andere sorgen, ihnen helfen, sie unterstützen –
ohne sich selbst aufzugeben.
Und Sie dürfen immer wieder neu prüfen, was für Sie stimmig ist.

Ihre Wünsche an sich selbst:

Heute wünsche ich mir …
In den nächsten Tagen möchte ich …
Für meine Beziehung wünsche ich mir …
Für mich selbst erlaube ich mir …

Stichwortverzeichnis

Empfehlungen der Autorin

Im Folgenden finden Sie eine Auswahl von Adressen und Anlaufstellen, die Ihnen Unterstützung bieten können. Die Liste ist nicht vollständig und Wandel unterzogen. Der Praktikabilität halber ist sie größtenteils auf den DACH-Raum begrenzt. Natürlich gibt es auch europäische und internationale Gesellschaften und Netzwerke. App- und Literaturempfehlungen sind ebenfalls aufgeführt.

Medizinische Anlaufstellen, Fachnetzwerke, Selbsthilfe & Patientenorganisationen

Kontinenz

Deutsche Kontinenz Gesellschaft – zentrale Anlaufstelle für interdisziplinäre Versorgung. Expertensuche über eine Liste zertifizierter Kontinenz- & Beckenbodenzentren, anerkannter Beratungsstellen und Reha-Kliniken, zusätzlich Patientenbroschüren und Protokolle. kontinenz-gesellschaft.de

International Continence Society (ICS) – internationale Patienteninfos zu Harn- und Stuhlinkontinenz. www.ics.org

Inkontinenz Selbsthilfe e. V. (DE) – Info, Forum, Austausch. www.inkontinenz-selbsthilfe.com

(Kolo-)Proktologie

Deutsche Gesellschaft für Koloproktologie e.V. (DGK) – zentrale wissenschaftliche Fachgesellschaft für Koloproktologie in Deutschland; fördert Forschung, Fortbildung, Leitlinienarbeit und den Austausch zwischen Spezialistinnen und Spezialisten. koloproktologie.org

Berufsverband der Coloproktologen Deutschlands (BCD) – Spezialist*innen-Suche nach PLZ. www.coloproktologen.de

Deutsche Gesellschaft für Allgemein- und Viszeralchirurgie (DGAV) – die Gesellschaft führt eine Klinikliste für ausgewiesene koloproktologische Expertise; hilfreich, wenn Operationen oder komplexe Proktologie anstehen. www.dgav.de/

Soma e. V. – Anlaufstelle bei Fragen rund um anorektale Malformationen. www.soma-ev.de

SoMA Austria (AT) – soma-austria.at

European Society of Coloproctology (ESCP) – www.escp.eu.com

Urogynäkologie & Urologie

Arbeitsgemeinschaft für Urogynäkologie und plastische Beckenbodenrekonstruktion AGUB e. V. (unter dem Dach der Deutschen Gesellschaft für Gynäkologie und Geburtshilfe) – treibend bei der Zertifizierung von Kontinenz-/Beckenbodenzentren. www.agub.de

Deutsche Gesellschaft für Urologie (DGU) – www.urologenportal.de

Gastroenterologie

Deutsche Gesellschaft für Gastroenterologie, Verdauungs- und Stoffwechselkrankheiten (DGVS) – seriöse Grundlageninformationen, z. B. zu chronischem Durchfall oder Reizdarm, Patient*innenhinweise, Leitlinien. www.dgvs.de

Gastro-Liga e. V. – Ratgeber zu Verdauungskrankheiten; Materialien auch für Darm/Enddarm. www.gastro-liga.de

Österreichische Gesellschaft für Gastroenterologie und Hepatologie (ÖGGH) – www.oeggh.at

Schweizerische Gesellschaft für Gastroenterologie (SGG) – sggssg.ch

Neurourologie & Neurogastroenterologie

Deutsche Gesellschaft für Neurologie (DGN) – Neurourologie ist für neurogene Blasen-/ Darmfunktionsstörungen relevant. www.dgn.org

European Society of Neurogastroenterology and Motility (ESNM) – europäische Leitlinien/Consensus-Papiere bei Stuhlentleerungs- und Motilitätsstörungen. www.esnm.eu

Deutschsprachige Medizinische Gesellschaft für Paraplegiologie (DMGP) – Sie engagiert sich in Fachkreisen wie dem Arbeitskreis Neurourologie für Menschen mit Querschnittlähmung und neurogenen Funktionsstörungen. So wurden beispielsweise Leitfäden zur neurourologischen Begutachtung entwickelt. www.dmgp.de

Deutsche Gesellschaft für Medizin für Menschen mit geistiger oder mehrfacher Behinderung e. V. (DGMGB) – Gerade bei Menschen mit schwerer Mehrfachbehinderung treten Stuhlentleerungsstörungen, Obstipation und Inkontinenz sehr häufig auf. Die DGMGB ist eine wichtige Schnittstelle für Angehörige und Fachkräfte. dgmgb.de

Deutsche Stiftung Querschnittlähmung – Förderung & Info www.dsq.de

Der-Querschnitt.de – Informationsportal für Betroffene. www.der-querschnitt.de

Schweizer Paraplegiker-Vereinigung (SPV) – www.spv.ch/de

Schweizer Paraplegiker-Zentrum Nottwil (SPZ) – Neurourologie & neurogene Darmsprechstunde; ParaHelp (ambulante Beratung). www.paraplegie.ch/spz/de

Deutsche Multiple Sklerose Gesellschaft (DMSG) – Sie ist ein Sonderfall, da Sie eine Gesellschaft ist, jedoch im Aufbau eine Patienten-SHG-Struktur mit bundesweitem Dachverband. www.dmsg.de

Österreichische Multiple Sklerose – www.oemsg.at

Schweizerische Multiple Sklerose Gesellschaft – www.multiplesklerose.ch/de

Arbeitsgemeinschaft Spina Bifida und Hydrocephalus e. V. (ASBH e. V.) – asbh.de

SBH Schweiz – spina-hydro.ch

Deutsche Parkinson Vereinigung – www.dpv-bundesverband.de/start

Diabetes
Deutsche Diabetes Gesellschaft (DDG) – Leitlinien und Fortbildungen. www.ddg.info

Deutsche Diabetes-Hilfe– Größte Patient*innenorganisation, Aufklärung, Beratung, Lobbyarbeit. www.diabetesde.org

Österreichische Diabetikervereinigung (ÖDV) – diabetes.or.at

Österreichische Diabetes Gesellschaft (ÖDG) – www.oedg.at

Schweizerische Gesellschaft für Endokrinologie und Diabetologie (SGED) – www.sgedssed.ch

Diabetes Schweiz – www.diabetesschweiz.ch

Krebserkrankungen
Deutsche Krebsgesellschaft (DKG) – Fachgesellschaft für Onkologie, zertifiziert Darmkrebszentren (OnkoZert). www.krebsgesellschaft.de

Deutsche Krebshilfe – www.krebshilfe.de

Frauenselbsthilfe nach Krebs – für alle Krebsarten. www.frauenselbsthilfe.de

Gynäkologische Krebserkrankungen Deutschland e. V. – www.gynäkologischer-krebs-deutschland.de

Österreichische Krebsgesellschaft (ÖKG) – www.krebshilfe.net

Krebsliga Schweiz – www.krebsliga.ch

Beckenbodentherapie/Physiotherapie
Arbeitsgemeinschaft Gynäkologie, Geburtshilfe, Urologie und Proktologie (AG GGUP) – bundesweite Therapeutenliste »PhysioPelvica (nach PLZ filterbar): spezialisierte Beckenbodentherapeut*innen in ganz Deutschland. www.ag-ggup.de

BeBo (DE/AT/CH) – Fachpersonen-Finder. beckenboden.com/fuer-betroffene/fachperson-finden

Außerdem gibt es Physiotherapeut*innen, die nach dem Tanzberger Konzept arbeiten.

Hinweis: Qualität und Passung sind wichtiger als das Label – fragen Sie gern explizit nach Erfahrung mit Stuhlinkontinenz und nach interdisziplinärer Zusammenarbeit.

Stoma/Darmkrebs
Deutsche ILCO e. V. – bundesweite Selbsthilfe (Stoma & Darmkrebs), hier gibt es auch Untergruppen wie die »junge ILCO«, ILCO ab 40 usw. www.ilco.de

BeuteltierNetzwerk e. V. – Community von und für Stomaträger*innen. beuteltiernetzwerk.com

Stoma-Welt e. V. (DE) – Informationen, Beratung, Forum. stoma-welt.de

Österreichische ILCO – Dachverband, Selbsthilfegruppennetz. www.ilco.at

ilco Schweiz – Interessengemeinschaft (Regionalgruppen) www.ilco.ch

Chronisch-entzündliche Darmerkrankungen (CED)
Deutsche Morbus Crohn/Colitis ulcerosa Vereinigung (DCCV e. V.) – Morbus Crohn & Colitis ulcerosa. www.dccv.de

Österreichische Morbus Crohn/Colitis ulcerosa Vereinigung (ÖMCCV) – www.oemccv.at

Crohn Colitis Schweiz – crohn-colitis.ch

Reizdarmsyndrom
Deutsche Reizdarmselbsthilfe e. V. – reizdarmselbsthilfe.de

Ernährungsassoziierte Ursachen (z. B. Zöliakie)
Deutsche Zöliakie-Gesellschaft (DZG) – www.dzg-online.de

Österreichische Arbeitsgemeinschaft Zöliakie (ÖAZ) – www.zoeliakie.or.at

IG Zöliakie der Deutschen Schweiz – www.zoeliakie.ch/de/startseite.html

Seltene Bindegewebserkrankungen
Sie können durch Beckenbodenschwäche, Senkungen oder Prolaps indirekt zu Stuhlinkontinenz beitragen.

Ehlers-Danlos Initiative e. V. – Selbsthilfe- und Patientenorganisation für Betroffene mit Ehlers-Danlos-Syndrom. ehlers-danlos-initiative.de

Marfan Hilfe (Deutschland) e. V. – Bundesweite Selbsthilfe für Menschen mit Marfan-Syndrom und verwandten Bindegewebserkrankungen. marfan.de

ProRare Austria – Dachverband für seltene Erkrankungen in Österreich. www.prorare-austria.org

ProRaris (CH) – Dachorganisation für seltene Krankheiten Schweiz. www.proraris.ch

Hauterkrankungen
(z. B. Akne inversa, Lichen sclerosus)
Selbsthilfe Akne inversa e. V. (DE) – www.abbvie-care.de

Verein Lichen Sclerosus – online sehr gute Informationen für Betroffene und Fachpersonen rund um Lichen sclerosus

Deutsche Dermatologische Gesellschaft (DDG) – z. B. bei Akne inversa, Lichen sclerosus, Psoriasis inversa. Bezüglich Stuhlinkontinenz relevant, wenn Hauterkrankungen Schließmuskel/Fistel betreffen u. Ä. derma.de/

STI
Auch sexuell übertragbare Infektionen (STIs) können den Enddarmbereich betreffen. Beratung und Unterstützung bieten Organisationen wie pro familia oder die Deutsche Aidshilfe sowie lokale Aidshilfen, das WiR in Bochum, zum Teil Gesundheitsämter.

Lokale Gruppen
NAKOS – Nationale Kontakt- und Informationsstelle: Deutsche Datenbank, Übersicht der Selbsthilfekontaktstellen (~300 Orte). www.nakos.de

Bundesverband Selbsthilfe Österreich (BVSHOE) – Dachverband. www.bundesverband-selbsthilfe.at

Selbsthilfe Schweiz – Dachverband/Plattform zur Gruppensuche (CH). www.selbsthilfeschweiz.ch/shch/de.html

Soziale Hilfestellen & Unterstützung (DACH)

Neben medizinischen Fachgesellschaften und Selbsthilfeorganisationen gibt es in Deutschland, Österreich und der Schweiz auch Sozialverbände und unabhängige Beratungsstellen. Sie sind besonders hilfreich, wenn es um praktische Alltagsunterstützung geht wie Fragen zu Pflegeleistungen, Hilfsmitteln, Schwerbehindertenrecht, Krankenkassenverfahren, sozialrechtlichen Ansprüchen und Integration.

Deutschland
Sozialverband VdK Deutschland e. V. – größter Sozialverband (über 2 Mio. Mitglieder). Unterstützung bei Anträgen zu Pflegegrad, Schwerbehindertenausweis, Rente, Krankenkassen-Streitigkeiten; Rechtsvertretung für Mitglieder. www.vdk.de

Sozialverband Deutschland e. V. /SoVD) – ähnlich wie der VdK, ebenfalls mit bundesweiten Beratungsstellen zu Sozial- und Pflegeleistungen, Schwerbehindertenrecht und Rente. www.sovd.de

Pflegestützpunkte – neutrale, kostenfreie Beratung zu Pflege, Hilfsmitteln und Finanzierung. In allen Bundesländern vorhanden. Adressen über das Zentrum Qualität in der Pflege (ZQP). www.zqp.de

Unabhängige Patientenberatung Deutschland (UPD) – kostenlose, neutrale Beratung zu Gesundheit, Patientenrechten, Krankenkassenleistungen und Widersprüchen. patientenberatung.de

Patientenfürsprecher*innen in Kliniken sind unabhängige Ansprechpartner*innen für Patient*innenrechte in Krankenhäusern (regional unterschiedlich).

Österreich
ÖZIV Bundesverband (Österreichischer Zivil-Invalidenverband) – Beratung zu Behinderung, Pflege, Arbeit, Barrierefreiheit und Inklusion. www.oeziv.org

Behindertenanwaltschaft Österreich – offizielle Stelle, die die Rechte von Menschen mit Behinderungen vertritt und sie berät. www.behindertenanwaltschaft.gv.at

Bundesverband Selbsthilfe Österreich (BVSHOE) – Dachverband, bündelt viele Patienten- und Behinderten-SHGs und vertritt diese auf Bundesebene. www.bundesverband-selbsthilfe.at

Schweiz
Pro Infirmis (CH) – größte Organisation für Menschen mit Behinderungen in der Schweiz; Beratung zu Sozialrecht, Pflege, Assistenzmodellen, Integration. www.proinfirmis.ch/index.html

Insieme Schweiz – Verband für Menschen mit geistiger Behinderung und deren Angehörige. insieme.ch

Selbsthilfe Schweiz – Dachverband, unterstützt bei Suche und Gründung von Selbsthilfegruppen. www.selbsthilfeschweiz.ch

Praktische Hilfen im Alltag

REHADAT Hilfsmittel – Datenbank inkl. Inkontinenzhilfen & Toilettenhilfen. www.rehadat-hilfsmittel.de

Hilfsmittelverzeichnis der GKV – listet alle verordnungsfähigen Hilfsmittel. www.gkv-spitzenverband.de/krankenversicherung/hilfsmittel/hilfsmittelverzeichnis/hilfsmittelverzeichnis.jsp

Euro-WC-Schlüssel – Zugang zu tausenden barrierefreien WCs in DE/AT/CH. www.bsk-ev.org/informieren/der-euro-wc-schluessel

Verlässliche Informationen online

Gerade im Internet ist es nicht leicht, seriöse und gut geprüfte Gesundheitsinformationen von fragwürdigen Inhalten zu unterscheiden. Einige Portale sind staatlich getragen oder direkt an medizinische Fachgesellschaften angebunden. Sie bieten neutrale, evidenzbasierte und laienverständlich aufbereitete Informationen. Dazu gehören:

Gesundheitsinformation.de des Instituts für Qualität und Wirtschaftlichkeit im Gesundheitswesen (IQWiG) – evidenzbasierte, laienverständliche Informationen zu zahlreichen Krankheitsbildern, unter anderem auch zu Stuhlinkontinenz, Reizdarm, chronisch-entzündlichen Darmerkrankungen, Durchfall, Verstopfung und Darmkrebs. www.gesundheitsinformation.de

Bundesinstitut für Öffentliche Gesundheit (BIÖG) – Informationsmaterialien, Broschüren und Online-Angebote zu Gesundheit, Prävention und Lebensstil. www.bioeg.de

Daneben gibt es weitere redaktionell betreute Gesundheitsportale, die von vielen Betroffenen als erste Anlaufstelle genutzt werden. Auch hier werden die Inhalte ärztlich geprüft und allgemeinverständlich dargestellt. Diese Plattformen können eine gute erste Orientierung geben, ersetzen aber nicht die ärztliche Beratung oder die Einsicht in offizielle medizinische Leitlinien. Beispiele sind:

Onmeda.de – großes deutsches Gesundheitsportal mit ärztlich geprüften, verständlich aufbereiteten Artikeln auch zu Stuhlinkontinenz und angrenzenden Themen wie Hämorrhoiden, Reizdarm oder Verstopfung. www.onmeda.de

Apotheken Umschau online – das wohl bekannteste populäre Gesundheitsportal in Deutschland. Neben Themen rund um die Verdauung finden sich dort ebenfalls redaktionell geprüfte Informationen zu Inkontinenz, Reizdarm, Durchfall und Beckenbodengesundheit. www.apotheken-umschau.de

Digitale Helfer – Apps & Tools im Überblick

Digitale Anwendungen können im Alltag mit Stuhlinkontinenz oder begleitenden Beschwerden eine wertvolle Unterstützung sein. Sie ersetzen keine ärztliche Diagnostik oder Therapie, können aber helfen, Sicherheit zu gewinnen, den Alltag zu erleichtern oder die Kommunikation mit Behandelnden zu verbessern. Ob Tagebuch, Toilettenkarte oder Beckenbodentraining – hier finden Sie eine Auswahl an geprüften Apps, die im Alltag helfen können.

Toilettenfinder – Sicherheit unterwegs

Unterwegs ist es entlastend zu wissen, wo die nächste Toilette erreichbar ist. Manche Apps haben internationale Datenbanken, andere sind regional oder speziell auf Barrierefreiheit ausgerichtet.

Flush: weltweite Datenbank mit über 200.000 Toiletten, zeigt Barrierefreiheit, Gebühren oder Schlüsselpflicht. Funktioniert in vielen Großstädten im Ausland zuverlässig.

Toilet Finder: ähnlich umfassend, mit Filteroptionen wie kostenlos oder barrierefrei.

Toiletten Scout (teils kostenpflichtig): sehr große Datenbank mit über zwei Millionen Einträgen, inklusive Street View und Nutzerbewertungen.

Nette Toilette: Gastronomiebetriebe stellen ihre Toiletten öffentlich zur Verfügung, ohne Konsumzwang. App zeigt Standorte D/A/CH), Barrierefreiheit und Wickelmöglichkeiten und ist auch offline zu nutzen.

WheelMate: spezialisiert auf barrierefreie Toiletten und Parkplätze, weltweit über 35.000 Orte, von der Community gepflegt.

HandicapX: barrierefreie WCs (D/A/CH).

Tipp: Vor Reisen lohnt es sich, länderspezifische Apps zu laden. Auch Google Maps kann helfen, wenn man »Public Toilet« eingibt. Toiletten für alle (App/Web) zeigt sogar Standorte barrierefreier Hygieneräume mit Pflegeliege & Lifter. Rastplätze entlang der Autobahn finden Sie mit Place to Pee (10 Suchen gratis, danach Einmalpreis).

Symptom- und Stuhltagebuch – den Verlauf sichtbar machen

Apps zum Dokumentieren von Stuhlgang, Inkontinenzepisoden oder begleitenden Beschwerden helfen, Muster zu erkennen und erleichtern die ärztliche Beratung.

FI Stool Diary: basiert auf einem validierten Messinstrument (FISDI) und eignet sich speziell zur Dokumentation von Stuhlinkontinenz.

iUFlow: Harntagebuch.

Poop Track: übersichtlicher Tracker für Stuhlverhalten und Symptome, oft genutzt bei CED oder Reizdarm.

Mikta: dokumentiert Trinkverhalten und Urin.

Beckenbodentraining – Muskeln stärken, Kontinenz fördern

Viele Beckenboden-Apps wurden ursprünglich für Harninkontinenz entwickelt, können aber auch bei Stuhlinkontinenz helfen. Sie bieten Anleitung, Motivation und teilweise Biofeedback mit Sensoren. Besprechen Sie eine etwaige Nutzung gern auch mit Ihren Behandlern.

Squeezy: von der britischen NHS entwickelt, evidenzbasiert und professionell, eine der am meisten empfohlenen Apps mit Erinnerungen und Plänen rund um Kegeltraining.

Emy: kombiniert Training mit spielerischem Biofeedback, Sensor ist als Medizinprodukt zugelassen.

Perifit Care (App + Bluetooth-Sensor): visuelles Biofeedback mit Programmen für verschiedene Muskelfasern, auch bei Anal-Inkontinenz interessant.

PelvicTron: personalisierte Trainingspläne und Erinnerungsfunktion, enthält auch Entspannungsübungen.

PelvicFlow: strukturiertes achtwöchiges Programm, zertifiziert und teils von Krankenkassen bezuschusst (jedoch KEINE DiGA). Daher: Fragen Sie nach!

Digitale Gesundheitsanwendungen (DiGA, Deutschland)
Manche Apps sind in Deutschland als Medizinprodukt zugelassen und können ärztlich verordnet werden. Sie sind evidenzbasiert, kostenfrei für gesetzlich Versicherte und beinhalten oft multimodale Therapieprogramme. Eine Liste gibt es unter diga.bfarm.de

Uroletics: für Männer nach Prostata-Operation, kombiniert Beckenbodentraining mit digitaler Begleitung.

Cara Care für Reizdarm: multimodale App, zugelassen als DiGA bei Reizdarm-Syndrom, auch relevant bei Betroffenen mit Durchfall-Typ und Stuhldrang.

Praktische Tipps zur App-Nutzung
Datenschutz prüfen: auf DSGVO-Konformität, Sprache und Serverstandort achten.

Offline-Funktion testen: besonders wichtig auf Reisen.

Ärztliche Begleitung nutzen: Apps sind Helfer, aber kein Ersatz für Diagnostik oder Therapie.

Erstattung und Evidenz: Bei Therapie-Apps in Deutschland auf BfArM-Listung (DiGA) achten.

Literatur & Recherche

Populärwissenschaftliche Literatur speziell zur Stuhlinkontinenz ist rar – genau deshalb habe ich dieses Buch geschrieben. Unter dem Stichwort »Inkontinenz« finden Sie im Buchhandel überwiegend Ratgeber zur Harninkontinenz; Stuhlinkontinenz wird meist nur am Rande mitbehandelt. Verständliche Ratgeber gibt es zudem zum Thema Beckenboden und Beckenbodenschwäche, Multiple Sklerose, chronisch entzündlichen Darmerkrankungen, Reizdarm, aber auch zu Darmernährung, Stressregulation und verwandten Bereichen. Im Folgenden finden Sie eine Auswahl an Büchern und Materialien – von patientenorientierten Ratgebern über Erfahrungsberichte bis hin zu Fachinformationen. Die Liste ist natürlich nicht vollständig, sie bietet aber einen guten Einstieg.

Stuhlinkontinenz und Kontinenz
Schön, G.; Seltenreich, M.: Inkontinenz. Ein mutmachender Ratgeber für Betroffene, Angehörige und Pflegende. Maudrich, 2011.

Schön, G.; Seltenreich, M.: Wenn Blase und Darm nicht mehr halten, was sie versprechen. Inkontinenz und was man dagegen tun kann. Facultas/Maudrich, 2017.

Riss, S.; Boddenberg, M.-A.: Die Kontrolle wiedererlangen – Verstopfung und Stuhlverlust erfolgreich behandeln. Verlagshaus der Ärzte (Ärzteverlagshaus Austria), 2021.

Petros, P.; McCredie, J.; Skilling, P.: Ratgeber Inkontinenz und Beckenbodenbeschwerden. Hilfreiche neue Therapie nach dem integralen System. Springer, 2016.

Zentrum für Qualität in der Pflege (ZQP): Ratgeber Inkontinenz (kostenfrei als Broschüre/PDF, v. a. für Pflege und Alltag). 8. Auflage, 2024

Harninkontinenz/Blasenstörungen
Friedrich, D.: Inkontinenz bei Multipler Sklerose. Ein Ratgeber bei Blasen- und Darmstörungen. TRIAS, 2010

Goepel, M. (u. a.): Patientenratgeber Blasenstörungen bei Erwachsenen und Kindern. Springer, 2000.

Peschers, U.: Frauengesundheit: Gebärmuttersenkung und Inkontinenz. Therapieoptionen kennen und gezielt nutzen. TRIAS, 2024.

Beckenboden
Liesner, F. Der kleine Beckenboden-Coach. TRIAS, 2022. Ein einfach anwendbares Beckenbodentraining.

Dorey, G., Soeder, S. Ganz Frau! Ihr Beckenboden-Buch für erfüllte Sexualität und Kontinenz. TRIAS, 2010. Ratgeber rund um Anatomie, Behandlungsmöglichkeiten und Training.

Psychosoziale Aspekte, Scham & Stress
Brown, B.: Die Gaben der Unvollkommenheit. Integral, 2016. Mut, Selbstannahme, Schamresilienz.

Brown, B.: Verletzlichkeit macht stark. Kailash, 2013. ISBN 978-3424630410. Verletzlichkeit und Scham überwinden.

Ott, U.: Meditation für Skeptiker. Knaur MensSana, 2019. Stressabbau und Achtsamkeit wissenschaftlich erklärt.

Kabat-Zinn, J. Im Alltag Ruhe finden. Knaur MensSana, 2025. Klassiker der Achtsamkeits- und Stressreduktion.

Reddemann, L.: Imagination als heilsame Kraft. Klett-Cotta, 2016. Selbstfürsorge und Stressregulation, praxisnah, psychotherapeutisch fundiert.

Sexualität & Intimität
Henning, A.: Make More Love. Ein Aufklärungsbuch für Erwachsene. Goldmann, 2018. Sexualität ab 40, Umgang mit Körperveränderungen, Lust, Scham.

Müller, C. & Siegl, S.: Sex ist wie Brokkoli – nur anders. Rowohlt, 2024. Humorvoll, enttabuisierend und alltagsnah. Gut geeignet, um den Blick auf Sexualität wieder leichter und unverkrampfter zu machen.

Broschüren von pro familia oder der Deutschen Aidshilfe zum Thema Sexualität bei Behinderung, Krebs oder chronischer Erkrankung.

Ernährung/Darmgesundheit/Reizdarm
Enders, G. Darm mit Charme. Ullstein, 2017. Dieses beliebte Buch erklärt laienverständlich und unterhaltsam unser Verdauungssystem.

Heid, K. Wohlfühl-Darm. TRIAS, 2017. 2-Wochen-Programm zur Beruhigung und Reinigung des Darms.

Gray, R. Das Darmheilungsbuch: Gesundheit durch Kolon-Sanierung. TRIAS, 2015. Die Darmreinigungskur nach Gray unterstützt ein gesundes Mikrobiom.

Laimighofer, A. Schonkost für Magen und Darm. TRIAS, 2020. Manchmal brauchen Magen und Darm Entlastung – dieses Buch bietet ein einfaches 3-Stufen-Konzept.

Stimmen aus der Praxis – Bücher von Betroffenen
Diese Titel ergänzen medizinische Ratgeber um gelebte Erfahrung, Normalisierung und konkrete Alltagshilfen. Sie ersetzen keine Diagnostik oder Therapieempfehlung, können aber Mut machen und neue Perspektiven eröffnen.

Schara:, M. Shitstorm im Darm. Humboldt, 2020. Erfahrungsnaher Ratgeber aus Betroffenenperspektive mit vielen Alltagstipps; gut für den Einstieg nach Diagnose.

Stehler, P.: Mein Darm ist kein Arsch. Gräfe und Unzer, 2021. Persönlicher Erfahrungsbericht zu Colitis ulcerosa; motivierend, mit praxisnahen Hinweisen.

Bulla, B.: Noch ganz dicht? Alles Wissenswerte über die Blase. hanserblau, 2020. Sachbuch aus Patientinnensicht; humorvoll und informativ. Taschenbuch-Neuausgabe 2022 unter dem Titel »Wenn die Blase nervt«.

Für vertiefende Hintergründe
Leitlinien. Über die AWMF-Leitlinien-Suche finden Sie aktuelle deutschsprachige Empfehlungen (z. B. Stuhlinkontinenz, Obstipation, Reizdarm, CED). register.awmf.org/de/start

Studien & Fachartikel. Praktischer Suchstart in PubMed mit Begriffen wie faecal incontinence, pelvic floor, transanal irrigation, sacral neuromodulation, quality of life – am besten nach »Reviews« oder »Guidelines« und aktuellem Jahr filtern.

Informationen & Angebote der Autorin

Bei medizinischen Fragen an Dr. Caterina Schulte-Eversum: www.dr-caterina-schulte-eversum.de

Apropos Po – das Projekt zur Gesundheitsaufklärung rund um Po, Darm, Beckenboden und Sexualität von Dr. Caterina Schulte-Eversum.

Website: www.apropos-po.de

Instagram: @apropos.po

Podcast: »Apropos Po – Der Podcast rund um den Allerwertesten«

Rechtliches & Transparenz

An dieser Stelle möchte ich kurz darlegen, dass meinerseits keinerlei Interessenkonflikte bestehen. Die genannten Anbieter dienen der Orientierung. Die Angebote können sich natürlich jederzeit ändern.

Prüfen Sie bei Bedarf den aktuellen DiGA-Status (BfArM) und die Angaben der Verbände/Hersteller sowie die DSGVO-Hinweise der Apps und Angebote.

Letzter Zugriff auf alle Websites am 15.01.2026.

Bibliografische Information der Deutschen Nationalbibliothek:
Die Deutsche Nationalbibliothek verzeichnet diese Publikation in der Deutschen Nationalbibliografie; detaillierte bibliografische Daten sind im Internet über dnb.d-nb.de abrufbar.

Programmplanung: Katja Liese
Projektmanagement: Manuela Hunfeld
Redaktion: Julia Jochim
Bildredaktion: Marie Crämer
Covergestaltung: © Thieme
Layout: CYCLUS · Visuelle Kommunikation, Stuttgart

Bildnachweis:
Coverabbildung und Bild S. 3: © Hazal/stock.adobe.com – edited by Thieme
Autorinnenfoto: Bettina Engel-Albustin | fotoagentur ruhr moers
Inhalt: Abbildungen S. 5, S. 8 und S. 64: © Pixel-Shot/stock.adobe.com – edited by Thieme
Zeichnungen: Martina Bürger, Münster; Christine Lackner, Ittlingen; Susi Schaaf, Bellheim

1. Auflage 2026

TRIAS Verlag in Georg Thieme Verlag KG
Oswald-Hesse-Straße 50, 70469 Stuttgart

Satz und Repro: Medienservice Frauchiger, Kumhausen
Druck: AZ Druck und Datentechnik GmbH, Kempten

Gedruckt auf chlorfrei gebleichtem Papier
Printed in Germany

ISBN 978-3-432-11875-8
eISBN (ePub) 978-3-432-11876-5

1 2 3 4 5 6

Das richtige Rezept
für jede Indikation

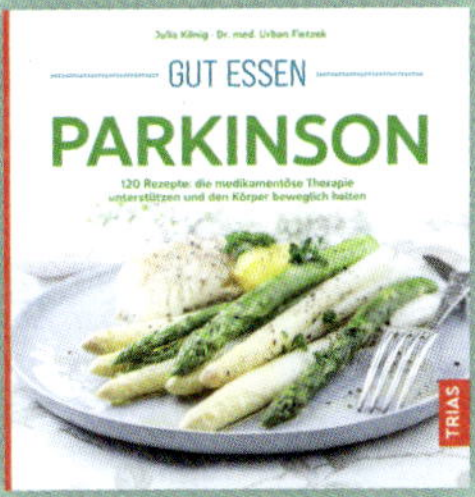

Julia König
Gut essen Parkinson

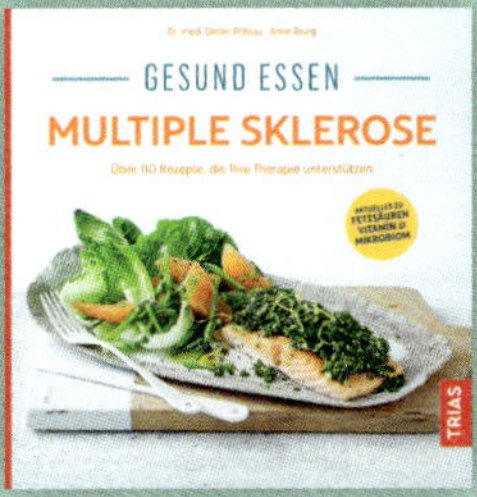

Dieter Pöhlau/Anne Iburg
Gesund essen Multiple Sklerose

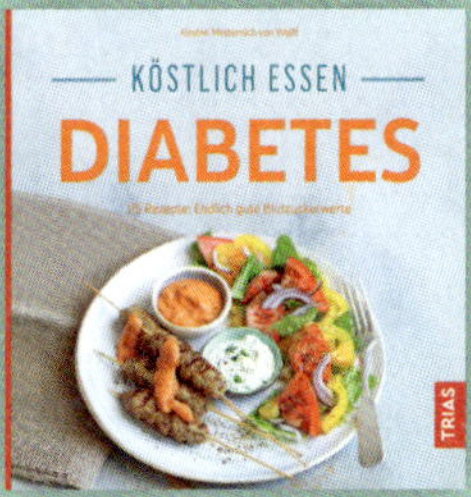

Kirsten Metterich
Köstlich essen Diabetes

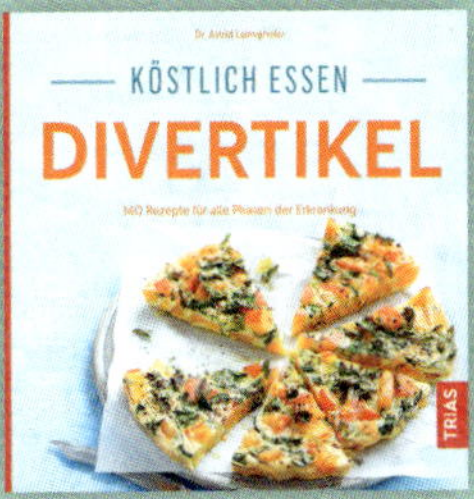

Astrid Laimighofer
Köstlich essen Divertikel

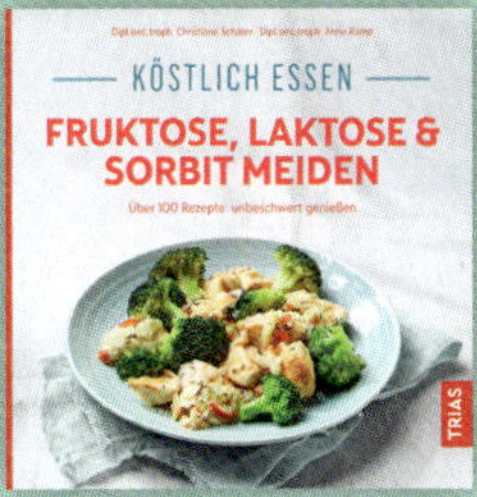

Christiane Schäfer/Anne Kamp
Köstlich essen Fruktose, Laktose & Sorbit meiden

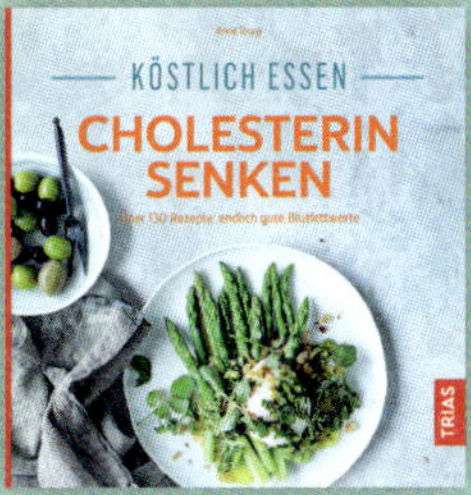

Anne Iburg
Köstlich essen –Cholesterin senken

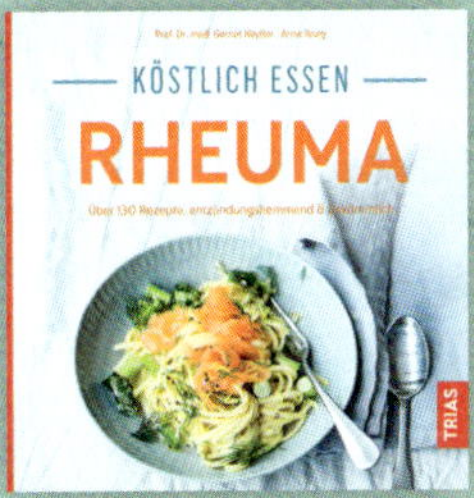

Gernot Keyßer
Köstlich essen – Rheuma

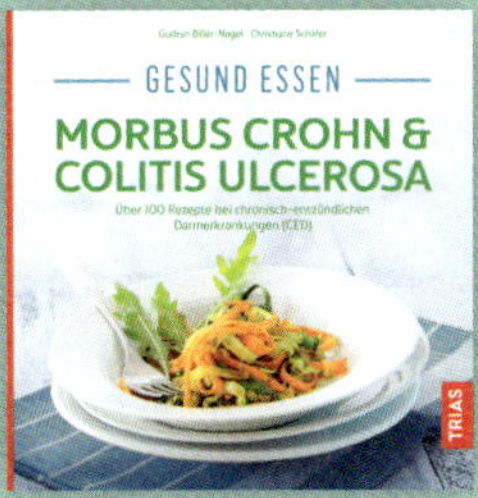

Gudrun Biller-Nagel
Gesund essen – Morbus Crohn & Colitis ulcerosa

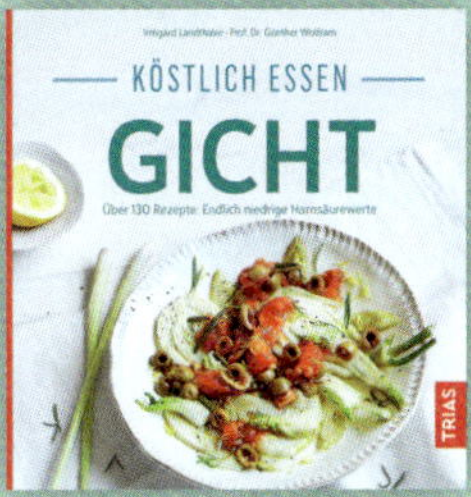

Irmgard Landthaler/
Günther Wolfram
Köstlich essen bei Gicht

TRIAS

Auch erhältlich als E-Book!

Mehr Bücher finden Sie hier:
www.trias-verlag.de